远离疾病，让生活更美好　名医问答丛书

医学健康科普读物

脑血管病的防治与康复

主编　潘朝曦
协编　韩洪刚
参编　米　海　袁　磊　潘宇鸣　陈建菁

苏州大学出版社
SOOCHOW UNIVERSITY PRESS

图书在版编目(CIP)数据

脑血管病的防治与康复/潘朝曦主编.—苏州：
苏州大学出版社,2010.6(2013.8重印)
(名医问答丛书)
ISBN 978-7-81137-507-7

Ⅰ.①脑… Ⅱ.①潘… Ⅲ.①脑血管疾病-防治-问答②脑血管疾病-康复-问答 Ⅳ.①R743-44

中国版本图书馆CIP数据核字(2010)第113538号

书　　名　脑血管病的防治与康复
主　　编　潘朝曦
责任编辑　王　亮
出版发行　苏州大学出版社
　　　　　(苏州市十梓街1号　邮编:215006)
经　　销　江苏省新华书店
印　　刷　扬中市印刷有限公司
开　　本　700mm×1 000mm　1/16
印　　张　12
字　　数　154千
版　　次　2010年6月第1版
　　　　　2013年8月第3次印刷
书　　号　ISBN 978-7-81137-507-7
定　　价　24.00元

苏州大学版图书若有印装错误,本社负责调换
苏州大学出版社营销部　电话:0512-65225020
苏州大学出版社网址　http://www.sudapress.com

序言一

今年是举世瞩目的上海世博年,“城市,让生活更美好”是2010上海世博会的主题。而美好的重要内涵就是“和谐”,天人的和谐,国际的和谐,国家的和谐,社会家庭的和谐,一直是中华民族乃至全人类的共同追求和文化核心。中华文化博大精深,其核心理念可以用一个“和”字来总概。早在东方哲学源头《易经》的卦象与爻辞里就已借泰卦、否卦阐述了万物交感为泰、为吉;万物背离凝固为否、为害的尚和理念。周代史伯及其后的孔子、老子、孟子、荀子等先哲曾提出“和实生物”、“保合太和”、“以和为贵”、“冲气以为和”、“地利不如人和”、“万物各得其和”等论述。这些论述分别从不同角度与层面对“和”的内涵及重要性作了充分的阐述。然而自近代以来,由于对中国古代的哲学研究和重视不力,“和”作为一个文化的重要核心受到冷落。在倡导“和谐社会”与“和谐世界”的今天,重申“和”的重要性,继承“和”的大智慧则显得尤为重要与及时。只有做到社会发展与秩序、精神与物质、生存与环境方面的平衡与和谐,才能重建美好的未来,也只有这样,我们的生活才会真正更加美好。

改革开放以来,我国的社会经济得到了很大的发展,人们的衣食住行也不断得以改善和提高。然而,人们在享受现代物质生活的同时,依然没有摆脱各种病魔的困扰,这是现代人类在享受高度物质文明生活中所显露出的不和谐之音。千百年来,人类为了摆脱疾病的困扰，实现“天人之和”、“身心之和”，一刻也没有停息研究探索，在这个方面也可以说，一部人类的历史也就是一部人类与各种疾病顽强作斗争的历史。

当前，人类生命与健康面临着最具威胁的三大疾病或称“三大杀手”、“三大元凶”，分别是：心脑血管疾病、糖尿病和恶性肿瘤。其发病之众，危害之大，为万病之最。这类疾病高发的原因是多方面的，既有人们生活方式的原因，也有外在物质环境方面的原因。原因尽管是多方面的，但其结果是相同的，这就是由于这些疾病的存在极大地降低了人们的生活质量，威胁着人类的生存。今天，随着人们对物质生活质量要求的不断提高，对健康养生的关注也就超过了以往任何一个时期，怎样生活得更美好、更健康，已经成为了社会关注的热点。

正是在这样的大背景下，秉承传播医学知识，普及健康的理念，苏州大学出版社策划组织编写了“远离疾病，让生活更美好”名医问答丛书。这是一套健康科普读物，其实用性、指导性均强。阅读书稿时我发现，该丛书编写的出发点是通过对全民健康知识的普及，以期提高人们的生活质量，让生活更加和谐、更加美好。这无论是从推行我们民族的核心文化理念，还是从健康世博来说都是一件实事和大好事。健康即美，美必健康；和谐即美，美必和谐，这也就是2010年上海世博会的精神与主旨。

值得一提的是，担任此套图书主编的是我国著名的中医学家潘朝曦教授。潘朝曦教授先后毕业于南京中医药大学和上海中医药大学研究生院，师从当代中医泰斗张伯臾教授，尽得心传，学养宽博深厚，以擅治各种疑难重危病症且疗效显著而闻名海内外。潘朝曦现任上海中医药大学教授、上海名医特诊部特邀专家、上海中医药大学研究生院导师等职，近40年丰富的临床经验和深厚的科研积淀，为这套丛书的成功编写提供了保障与前提。潘朝曦教授早已医名广被，临床与教学工作又特别繁忙，何以能投入大量精力，甚至放弃春节假期来编写此书，这本身就是一种以民族兴旺为己任的学者良知和对人民大爱情怀的体现。这种以民族兴旺和解除人民疾苦为己任的精神，我觉得很值得在广大知识分子中提倡和发扬。

科普读物的编写往往费时费力，需要有四两拨千斤的功力，要做到既能深入浅出，通俗易懂，又要把握好学术上的科学性和准确性，确非易事。潘朝曦教授凭着深厚的中西医学研究的积淀，又有着多年丰富的临床经验积累，加之他流畅活泼的文笔和甘为孺子牛的精神，来从事这套极具实用性的健康科普著作的编写，对于广大读者和国家民族来说，自然是一件幸事。相信本套丛书的编写，定会为人们在健康养生方面提供丰富有益的知识营养和有效的指导，让人们生活得更加美好、更加和谐，故乐为之序。

周汉民

2010年4月18日于上海

（周汉民为全国政协常委、上海市政协副主席、民建中央副主席、民建上海市委主任委员、上海世博会执行委员会副主任）

序言二

大约是2008年始，笔者供职的《康复》杂志在申城启动“社区健康关爱行动”，定期到社区开展公益健康讲座及咨询活动。因纯属公益，只能象征性地给参与的专家支付些许微不足道的酬劳，由是在邀请专家时往往应者寥寥。彼时的潘朝曦教授早已誉满杏林，蜚声海内外，是各大知名医学论坛的座上宾，各地高校的邀约不断，频频于包括中央电视台在内的各大媒体露脸。我刊这一定位相对“草根”的活动，在试探性地邀请他出席时，他却出乎意料地欣然应允，全无名家派头，且从不提报酬。他主持的每场讲座，深入浅出，挥洒自如，往往一席难求，听者甚众。因有了像他这般的名家参与，“社区健康关爱行动”得以顺利开展并渐入佳境。每念及此，我刊同仁均感佩不已。

熟识后，慢慢了解到，潘教授还有多年捐医赠药、集巨资修路等诸多义举，且坚持数十年在普通门诊坐诊，主动放弃主持专家门诊相对优厚的收入，在当前医界恐怕也是空谷足音。

医之大者，药王孙思邈《备急千金要方·大医精诚》如是论述：“凡大医治病，必当安神定志，无欲无求，先发大慈恻隐之心，誓愿普救含灵之苦。若有疾厄来求救者，不得问其贵贱贫富，长幼妍媸，怨亲善友，华夷智愚，普同一等，皆如至亲之想。”潘教授以名医之身，眼中无贵贱之分，怀仁爱济世之心，普同一等。在医患纠纷、医疗红包已成寻常事的当下，在普通大众看病难看病贵、优质医疗资源为少数人专享的如今，药王的训条早已被许多医家置诸脑后。医疗界之所以乱象丛生，原因难以一言穷尽，但有一点毋庸置疑："普同一等"的大医之风的缺失，当是许多从医者必须反思的命题。

医德与医术，是成就一名医家所不可或缺的两翼。潘教授除医风为人称道外，其医术同样有口皆碑。潘教授有言："疗效是硬道理。"有媒体报道，每遇疑难杂症，他"犹如运动员挑战极限，他会兴奋"，甚至废寝忘食，阅典苦思，四处求教，其屡起沉疴、起死回生的案例恐怕已是不胜枚举。

大医精诚，精者，精进也。潘教授功成名就而不言退，以耳顺之年，载誉之躯，仍不辞颠遥，在辛劳的坐诊、教学、研究之余，笔耕不辍，著述甚丰。每与潘教授接触，除钦佩其精湛的医术外，还被他的狷而不狂、犀利精到的言辞所折服，兴之所至，往往出口成章。偶尔兴起，即兴挥毫，诗书画均是信手拈来，自成一格，他的书画已为收藏界瞩目。他的诗词曾在《中华诗词》杂志获全国一等奖，现为上海诗词学会理事、中国书法家协会会员、书画家协会一级画师、上海浦东美协会员……医学之外，文史哲、天文、艺术均有涉猎，且总能给人以惊喜。天地盈虚，与时消长，医之为道，非精不能明理，非博不能至约。潘教授能在医术上获得建树，其通才是因，厚积薄发是果，博于学而后精于业。况且源远流长枝繁叶茂的中医学，有人毕其一生都未必能入堂奥，又岂是仅凭课堂上读几本专业书籍就可以不知天高地厚地望闻问切的？我想，这恐怕也是潘教授能在全国医学高校第一个开设《中国古代天文、地学知识》及其他中国传统文化课程和参与主编卫生部"十一五"研究生规划教材《中国传统文化概论》的原因所在吧。在急功近利、充满浮躁之风的学术界，潘教授以其冷静而独到的坚守，维护着中医学的纯净与高贵，传承着中医学问的博大与精深。

一年多前，潘教授赠我新著《洪昭光“健康圣经”大颠覆》一书，该书以医家极其严谨负责的态度，对某些哗众取宠、混水摸鱼的养生理论进行了冷静和严肃的批驳。一年多来，我常置于案头不时翻阅，受到启发很大，获益颇多。孰料，潘教授转眼间又送来厚厚一叠书稿，“远离疾病，让生活更美好”名医问答系列丛书即将付梓，并嘱我作序。惶恐之余，深感欣慰。在互联网上粗略检索一下，有关疾病的发病数据触目惊心。威胁人类健康的三大疾病——心脑血管疾病、糖尿病、肿瘤发病剧增，未来十年在中国和亚洲其他一些国家这三大类疾病将进入发病高峰期。目前，我国单高血压发病人数就达1.6亿；糖尿病发病率全国高达7%~8%。环境、抽烟、嗜酒和食用不健康的食品，加上人口越来越多，预计到2020年，全球每年新发生的癌症病人将达2 000万。拥有13亿人口的中国，全球五分之一的癌症新增病例将出现在这里。北京市每年新增肿瘤病例2万余例，上海市4.8万例，浙江省9万余例，湖北省11万余例……近20年，我国癌症死亡率上升了29.42%，占死亡构成的24%，是中国第一位死因。坚信没有不能治愈的病的潘教授，在病魔疯狂肆虐人类的当下，以授人以鱼不如授人以渔的态度，适时推出的这套丛书，再次以深入浅出而又通俗易懂的笔调，穿插趣味横生的故事，把高深的医学知识通俗化、趣味化。当前，科普书不少，但能把中西医学融会贯通且文笔生动的读物却寥寥无几。医者一人力量有限，但把医学知识教给大众，这力量就变得无限，其功大焉。

撰写本序时，4月的申城感受不到阳春的和煦骀荡，却是乍暖还寒、忽冷忽热的时节，理论上早该来临的阳春并没有如期而至，气候环境愈发地捉摸不定。新闻中,西南数月干旱、北方暴雪成灾、玉树强震、冰岛火山喷发……我们生存的空间渐渐地开始以一种嘲弄与戏虐的姿态给我们以难堪与不安。自然与人类已共病,我们如何应对,如何反思?中医之道,道法自然,而环境对我们的报复与戏弄,这大概正是我们盲目自大、漠视环境、自毁家园、逆大道而行的恶果,鉴于斯也可以说——人类的很多病是自找的。

大医者,愿天下无病;大医者,愿生活更美好、和谐。是为序。

《康复》杂志主编　赵玉平

2010年4月18日

前　言

我从事医学教育与临床快40年了，在此期间，除了接触学生就是接触了大量的病人，通过与不同阶层病人的接触，对与大众健康有关的社会状况也逐渐有了一些了解。其中有四大现状对我触动最大，常使我忧绪难安。

其一，就是中国人疾病特别多，或曰，中国是人口大国，疾病多是正常的。我认为这种说法未必妥当。因为我曾到过欧亚一些发达和不发达国家做过考查，有的国家人口按土地面积比，比我们还要稠密，但发病人数却没有我们多。中国疾病多的一大特点是传染病多，比如，病毒性肝炎和结核病的发病率很高，据统计中国肝病人口高达1.3亿，平均每10个人中就有一人患肝病，在不算落后的苏北某些市县，患有肝病的人数竟占当地人口数的15%～20%。中国堪称是世界上第一肝病大国。同时，中国还是全球22个结核病高负担国家之一，每年发病人数超过100万，位居全球第二。在各类传染病疫情报告中，肺结核发病和死亡人数居首位，病人主要是青壮年，分布于广大农村地区。在过去5年中，全国共发现并治疗了205万例传染性肺结核病人。除了传染病多以外，就是呼吸系统疾病和消化系统疾病多。患慢性气管炎、消化性溃疡的人在农村和城市都非常普遍。近年随着中国经济的发展，人们生活水准的提高，一些原本在发达国家才多见的一类疾病在中国也迅速地增多起来。例如：心脑血管病一直居西方国家发病的首位,而近年中国这类病的发病率也奇高,已一跃与西方国家发病率接近。据最近统计,中国高血压患者人数已高达1.6亿。冠心病的发病率已高于日本,据国内的某位教授在一个国际研讨会上说,冠心病已经成为中国居民死因构成当中上升最快的疾病,每年死于各种冠心病的人数估计已经超过了100万。我国还是脑血管病死亡率高发地区,据估计全国脑血管病患者约600万人,每年新发生脑血管病130万人、死亡近100万人。除了心脑血管病以外,糖尿病在我国发病也特别高,据最近统计,患糖尿病人数已逾7 000万,上海糖尿病的发病率已高达11.4%。除此以外,患脂肪肝、高血脂、肥胖的人数也均在6 000万以上。由于生活习惯、环境、食品等因素的影响,中国除了上述疾病高发外,癌症发病率也很高。作为国际大都市的上海,除了经济、科技、文化等领域创造了许多第一以外,在疾病方面也无意中揽得了肺癌全球发病率最高,肠癌、乳腺癌发病率全国最高等数项第一。上海如此,全国其他地区发病情况也一样严峻。面对中国疾病如此多发的现状,引发我常思考的一个问题是:我们在经济建设上虽然走上了快速发展的轨道,但国民的健康状况恐怕仍旧不容乐观。

令我忧心的第二大现状是中国人医学知识极为贫乏。这种贫乏不单见于文盲和文化水平比较低的人,还见于知识分子,甚至高级知识分子。由于不了解医学常识,很多人被病魔"盯上"多年却全然不知。还有些疾病更是由于人们不了解医学知识,自己硬揽上身的,或者疾病预防知识缺乏,患病后对病情也一无所知,如把肺癌当做伤风感冒、气管炎;把冠心病当做胃痛;把乳腺癌当做乳腺小叶增生而延误失治者在临床颇为常见。同样由于这一原因,生病以后该找什么科去治,应当选择何种疗法为佳全然不知的人也不在少数。古代的读书人多把医学作为儒门事亲的工具和自我保健的常识来了解，故清代以前文人多通医。医生看病、写脉案、写处方得处处当心，以防被文人找出漏洞。从中国一些古代文学名著如《红楼梦》、《西游记》、《镜花缘》等书中也可看出，这些书的作者虽非医家，而书中开出的脉案、方药都头头是道、符合医理。现在的知识分子不同了，大多不是通才，而仅专一门，或一门也不太专，更由于小学、中学重在引导学生攻克数、理、化和忙于应试，医学卫生方面的知识教育基本缺乏。中医近年虽被一些舆论炒作得比较热，但对于大多数人来说，仍然认为中医治病比较慢，只能用于调理、补身体，全然不知中医是我们祖先几千年赖以防治疾病的一大利器，其不仅能治疗轻病、慢性病，也能治疗重病、急性病和难治病，更是防病养生的一大法宝。好多人由于不了解中医常识，受一些民间误传的影响，来看中医不说病状，手一伸，让医生搭脉去猜，全不知从古至今中医诊病一直是应用望、闻、问、切四大诊察方法，从来没有一部医书要求医生仅靠搭脉去诊病。

其三，令我心中不安的现状是人为造成的医源、药源性疾病多，生病被误诊、误治的也多。国外曾总结中国医学界的特点是“三大”、“三多”。所谓“三大”、“三多”，一是中国医生在全球用抗生素胆子最大、用量最多，二是中国医生用激素胆子最大、用量最多，三是中国医生用化疗药物胆子最大、用量最多。这“三大”、“三多”可谓夺命无数，害人匪浅，但如果民众了解一些医学和药物的常识，就不会全听医生而尽受“三大”、“三多”之害。三害之中第一大害就是滥用抗生素之害。中国抗生素使用量居全球之首，受抗生素之害自然全球第一。据统计，单因为用抗生素失当而导致的聋哑儿童，全国就高达400万人，临床滥用抗生素导致的肝、肾、造血系统损害而致病的更是极为常见。因用抗生素过敏而导致死亡的人数全国不在少数。抗生素、维生素与激素是当前临床三大“王牌”，这类药往往与静脉输液同用，输液排长龙已成为中国医院的一大独特景观，抗生素不宜滥用，输液也不能滥用，也应有选择和适应症。但中国人由于不了解这方面的常识，生病后的第一要求就是让医生给输液。令我非常痛心的是江苏常州一位9岁的小女孩，长得活泼可爱，这小女孩每次会陪她哥哥来我处看病。一次，她哥哥来看病，我说：“你妹妹这次怎么没来？”她哥哥停了一下，哭着说他妹妹死了。我惊讶地问：“怎么回事？”她哥哥说：“因为得了心肌炎，医生让她吊水（输液）。水吊得多，导致心脏负担过重突然死亡。”我说：“这医生真糊涂，心肌炎不宜吊水也不知。”他说：“我们那里不管生什么病医生都给病人吊水。我们村上有一位姓于的老人患心脏病、糖尿病、水肿，医生给吊葡萄糖，也差点‘吊’死。”我听后长叹一声，非常感慨。

抗生素致害，人们还容易觉察。激素滥用致害，不仅病人不知，甚至不少医生也不尽知。临床常用的激素类药有肾上腺皮质激素、性激素、孕激素、甲状腺素等几种。其中使用面广且用量最大的是肾上腺皮质激素，这类药如：地塞米松、强的松、可的松、氢化可的松及含有激素的肤轻松、皮炎平等。肾上腺皮质激素号称能抗炎、抗毒、抗过敏、抗休克。其实大众多不知这类药除了用于抗休克救急和替代疗法以外，其他的“抗”都不是真“抗”，而是“和稀泥”。人体遭受病原微生物感染和某些物质的入侵，体内抵抗力就会与之战斗、奋起抵抗，就如同外敌入侵，国家武装会保家卫国一样。敌我开战自然造成硝烟弥漫、弹痕遍地，甚至会破坏房屋工厂等而殃及民生。同理，人体抵抗力和入侵的微生物等作战，也会出现发烧、恶寒、局部炎症等症状而使人难受。激素的所谓“三抗”不是帮助体内去消灭“敌人”，而是充当“和事佬”，让抵抗力不抵抗，这样表面上看是休战，炎症消了，人变舒服了，但“敌人”却被保护下来，战火稍歇又卷土重来。所以病人用了激素，病原本易治反而变得久治难愈。更有甚者，这类激素还有严重的副作用，其中最主要的就是导致水钠潴留、向心肥胖、水牛背、满月脸，血压升高诱发胃溃疡、大出血、骨质疏松、股骨头坏死、血糖升高，血小板、白细胞减少，抵抗力由于不断被打压，所以一蹶不振，极易生病。激素中的另一类就是性激素、孕激素。正常人体本来会制造、分泌一定量的性激素、孕激素。使用这类激素后，体内的制造分泌反被抑制叫停了，变得由少而一时增多，继之更少。正因为如此，所以不少女性用了这类药后把身体性腺轴全部打乱，月经不行的年轻女人用了激素制造人工周期虽可一时行经，但离开它就月经更不来，且渐至渺然——绝经、不排卵而导致终身不孕。男人用了雄性激素虽可一时振奋性机能和促进蛋白质的合成，但停药以后，也由于反馈性抑制而变得更糟，而且这类激素用多、用久极易诱发生殖系统癌症。这些都是医学的常识，而我们一些大众又有几人知道呢？我的一位画师朋友，有一个美丽的女儿，她的照片还曾经被一家著名杂志选用做封面。后来因为患了红斑狼疮，医生给她使用了大量肾上腺皮质激素，不仅人变形了，而且股骨因为用激素引起骨质疏松而断裂。虽然这样，要是能把病治好，家人说就是瘫在床上也行。结果，病情没能控制，最终在25岁那年结束了年轻的生命。

癌症用化疗、放疗在中国已是最常规治法，用量之大前文已述。其实凡了解医学常识的人，皆知道化疗药是目前临床上中西药物中毒性最大的药，癌症中真正适宜化疗的病种仅恶性淋巴瘤、急性淋巴白血病、小细胞肺癌等数种，大多数癌症医书上均讲明对化疗不敏感。此外，化疗对于老人、体弱和有一些并发其他疾病者是更不适宜的，用之不当反能催命。而临床上很多病人由于不了解这方面知识，往往在大剂量化疗中不知不觉、心甘情愿、前赴后继地奔向死亡。中医在治疗癌症方面，不仅历史悠久、方法独到丰富，而且副作用也很少。中医的这一优势，在国外一些国家和地区受到相当的重视，并投入大量资金去研究。而在国内，却常被看做是西医手术、放化疗治疗无效后无奈的选择。记得临床上，有一个家庭，第一个人生了癌症选择放化疗死了，第二个人生癌还是去用放化疗又去世了，等到第三个人生癌才听海外友人劝说改用中医治疗，结果好了。这时这个家庭才如梦初醒，知道中国还有如此神奇的医术。不过这种觉醒，是他家用两条生命换来的，代价可谓太大了。

其四，令我不安和感慨的是中国人太看轻生命。"生命诚可贵"、"生命只属于人一次而已"，这是人们常说的两句话。可是生活中真正重视生命，懂得关爱的人却很少。当代中国人追求什么呢？过去讲人当追求真理，而理想的大厦一旦坍塌，人心又被世风所左右，权、名、利就成了很多人的第一追求。抬头望星空的人变得少了起来。看当前有人费尽心机，有人奔波劳碌直至身体不支、大病临头仍不愿放弃的大概就是这一所谓追求。因为改革开放、经济搞活，目前在中国富了的人多了起来，有了钱干什么？当然是买房子、买车子、买奢侈品，大吃海喝，进歌舞厅……唯一不愿做的就是投资健康，甚至花些小钱去投资健康都不愿意。富人如此，穷人有了钱首先是填饱肚子，然后再忙盖房子，为子女存钱办婚事。小病拖着，大病忍着，实在不行买点药胡乱对付，真的病得厉害才去医院。唐代名医孙思邈曾说："人命之重，有贵千金。"而现实生活中真正看重生命的人在人群中又有多少呢？

上述国情现状，常使我忧心忡忡，魂梦难安。身为操仁术以济世的一位医者，面对上述的四种现状，应当怎么办？经过一番思索，我觉得尽我一己之力能做的就是尽量去逆转时风并倾力去普及中西医学知识，使人们早日走出迷雾，走向光明。心有所思、贵人来助，去年苏州大学出版社高敏社长带领该社主任、编辑一行来舍组稿。他们要组的稿子，正好是我想做的有关传播新的健康理念及普及医学知识方面的选题，他们先是希望普及癌症方面的防治知识，我建议是否可以再拓宽到目前威胁人类健康和生命的三大类疾病，这三大类疾病就是心脑血管病、糖尿病、肿瘤。他们同意我的建议，并商妥用问答的形式，内容涵盖每一类疾病的病因、诊断、防治、护理康复诸方面，从多个角度力求把这些知识讲准、讲透。考虑到目前的中西医学现状及大众的文化状况，决定采用以西医知识为主体去列题讲述。由于本书是面向普通大众的，所以为了把深奥难懂的医学知识浅显、大众化，除了表述时力求浅显、通俗、趣味外，还用说故事的方法，围绕医学知识编写了与其相关的小故事多则贯穿其中，除此之外，还配上了相应的插图以期形象、生动。

编写此书时，正欣逢举世瞩目的世博会即将在上海召开。上海世博会执委会副主任、上海市政协副主席周汉民先生既是我的友人，又是我最为尊敬的一位富于朝气和活力的领导。他得知此事后，大为鼓励，并曾多次电话询问编写进展情况。他认为这件事是实现健康世博的一件实事和大事。承蒙他在百忙之中为本书赐序推荐，这不仅使本书增色添辉，也为我国医学科普和世博科普平添一大助力，对此，我谨致以由衷的敬意和感谢。本书还得到上海教育报刊总社《康复》杂志社赵玉平主编赐序，得到苏州大学出版社高敏社长的具体指导和多方支持鼎助，对各位朋友的隆情高谊和厚爱、帮助，我谨致谢忱。为本书付出辛勤劳动的还有上海和江苏的一些医学专家和同道，我的研究生侯建媛、纪钰津、李士磊、王雷、刘中良、韩璐、温岩等为本书的编写做了不少繁杂的工作，韩洪刚和叶海霞、潘宇鸣等人还放弃春节休息为本书收集资料、撰稿，对此我也一并致谢。

本书由于册多，文字量大，在力求浅显、通俗、趣味方面又做了不少尝试，限于我的水平，疏误之处定所难免，祈海内外同道、贤达不吝赐教。

我的同窗好友南京中医药大学党委书记黄成惠曾发来一篇类似格言的短信说："当你修炼到足以克服一时不快，看重自身的责任而不是权力，关切他人的不幸而专注于拯救和安慰时，你就站在了精神的最高处。"我愿以这一格言作为我的终生勉励，让我向着人生精神的最高处不断攀登，让健康、祥和、富饶、欢乐早日降临整个人间。

潘朝曦于上海中医药大学

时 2010 年 4 月 8 日

目录

脑血管病知识知多少

脑血管病为什么会缠上你

如何远离脑血管病的困扰

如何摆脱脑血管病的纠缠

脑血管病知识知多少

什么是脑血管病?

脑血管病,顾名思义就是大脑动、静脉血管的疾病。脑血管疾病有哪些呢?常见的有脑血管硬化、脑血管破裂、脑血管畸形、脑血管瘤、脑血管狭窄、脑血管梗死、脑血管栓塞等。

由于人的大脑是人生命活动的指挥和调控中心,脑血管的职能是为大脑供血、供氧、带走废料,所以脑部血管出现疾病的患者常常会出现突然昏倒、不省人事、肢体瘫痪、失语、大小便失禁等症状,重则死亡。在脑血管病中,以脑血管梗死、脑血管破裂最为常见。脑血管病多发生于40岁以上的中、老年人,但近年来其发病有越来越年轻化的趋势。

知识链接

目前,我国已跃为世界脑血管病的高发地区,急性脑血管病(脑卒中)发病率已经超出世界平均水平,且一直呈上升趋势。该病已成为我国第二大致死病因和第一大致残病因。全国现存脑血管病患者约749万,每年直接总医疗支出已超过97亿元人民币。患者平均每次住院医疗费已超过两万元人民币，给社会、家庭和个人都带来沉重的负担。

在调查中研究人员还发现，我国中风的发病率有南低北高的趋势。这种差异既有气候、生活方式、饮食习惯等方面的原因，还可能存在一些有待进一步研究的未知原因。对脑血管病如果不加干预，预计到2020年，脑卒中的人数将增加一倍；相反，如果应用已有的知识进行干预，将会使脑卒中的人数减少一半。

常见的脑血管病有哪些？是如何分类的？

脑血管病可分为急性和慢性两种。我们通常所说的脑血管病，是指急性脑血管病，也就是俗称的脑中风。急性脑血管病按病变性质又可分为缺血性和出血性两类。出血性脑血管病的主要症状就是脑出血，其中有一类特殊的类型叫做蛛网膜下腔出血，可由高血压病、脑动脉硬化、脑梗死、脑肿瘤等原因引起。常见的缺血性脑血管病包括各种原因引起的脑血栓、脑梗死、短暂性脑缺血等。急性脑血管病因其发病急，常危及人的生命，因此，也易引起人们的重视。慢性脑血管病包括脑动脉硬化症、脑血管病性痴呆等。需要指出的是，由于慢性脑血管病病程长，因而易被人忽视。

知识链接

据国外统计资料，脑血管病以缺血性为多见，脑梗死占59.2%～85%，脑出血除日本外，一般在20%以下。我国1984年农村调查新发完全性卒中280例，蛛网膜下腔出血占3.9%，脑出血占44.6%，脑血栓占46.4%，脑栓塞占2.5%，难以分型者占2.9%。从上述资料可以看出，我国与外国情况不同，脑梗死虽然普遍发病率较高，但我国脑出血所占比例高达 44.6%，显然比国外高，其原因尚待进一步探讨。

中风、脑血管意外、脑卒中是同一种病吗？

脑血管病实际上是一大类病症的统称，而不是一个具体的病名。

一般人们常说的脑血管病只是指急性的脑血管病。因为它发病率高，也是最常见的。急性脑血管病的发生是由于脑血管意外地出了毛病，因此，也被叫做脑血管意外，中医称为“中风”。

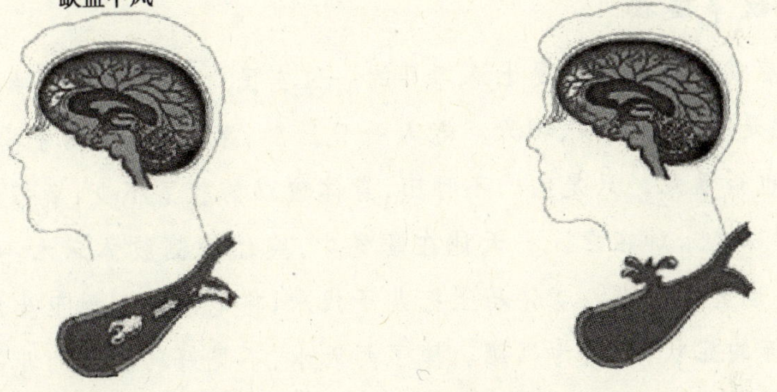

血栓性脑中风：
血栓堵塞了脑动脉，使血流无法通过，造成脑缺血、缺氧，造成偏瘫及肢体、语言障碍。

出血性脑中风：
发生于脑血管破裂时（见脑血管上侧破裂状），血液渗入脑室，造成脑内高压，危及生命，预后很差。

缺血、出血两种中风

在数千年前我们中国古代医家就已经认识到这类疾病，并研究出了有效的防治方法。中医认为这类病来势较快，病势险恶，变化多端，犹如自然界的风骤然飘来又“善行多变”，故而称为“中风”。西方医学传入日本和中国后，不少病名都是根据中医对疾病的命名而对译的，故“中风”的病名一直沿用至今。

急性脑血管病因为发病急，起病突然，日本学者一直沿用我国传统医学对本病的命名，称该病为“卒中”或“脑卒中”。“卒”即“猝”，突然的意思，“中”即受到、遭受，强调这种疾病来袭非常突然。

故“急性脑血管病”、“卒中”或“脑卒中”、“中风”、“脑中风”、“脑血管意外”等，实际上是同一种病的不同名称。这些名称都是由同一病名沿革而成，正因为此病名称较多，一般大众容易被搞糊涂。所以，在这里作了一些梳理交代。随着医学的发展，目前通过先进的影像检查，脑血管疾病其根源基本上都能探明，因而像“中风”、“卒中”这一类老的病名，有可能被表述更准确的新的病名所完全取代。

故事链接

陈启发今年69岁，是上海郊县的一位农民。他每天除了带带小孙子以外，就是和乡邻喝茶、聊天。老人一日三餐，菜肴丰盛，两餐有酒，日子过得倒也很惬意。只是由于不种田，身体较以前胖了不少，乡邻都说胖是发福，所以也未加在意。一天他在睡觉中，突然右侧肢体麻木不灵，不听使唤，话也讲不出来。老伴马上把儿子找来，将老陈送到村卫生所。医生根据老陈的症状，诊断为风瘫。挂了两天水，不见好转。他的儿子马上把他送到镇医院。镇医院为他做了CT检查，说是左侧脑血管意外，依然是挂水治疗。治疗了十几天，肢体麻木、不听使唤虽有所改善，但未根除。儿子听说镇上有一位中医水平很高，于是带老陈出院找这位中医治疗。中医告诉他，老陈得的是中风，要吃药兼用针灸治疗。治疗一段时间，病情基本好转了。儿子不放心，开车带上老陈到市里某大医院复查。医生为老陈做了头颅核磁共振检查，报告是左侧颞叶小梗死灶伴腔梗、脑动脉硬化，查血有高血脂，体检有高血压。老陈接到报告单，对医生说：“我的病，村里医生说是风瘫，镇里医生说是脑血管意外，中医说是中风，现在你们市里医生又说是什么梗死。我弄不明白，究竟我得的是什么病？”医生告诉他：“医生说的都没错，你得的是一种病，只是叫法不同，其实都是一样的。通俗地讲，就是你通往脑子里的血管被堵了，给你的治疗就是通血管。不过你人偏胖，血压、血脂又高，即使给你把血管弄通了，以后恐怕还会堵。”老陈说：“那怎么样才会不堵呢？”医生告诉他，要遵医嘱常服中药、减肥、多动。

为什么说脑血管病是严重危害人类健康的疾病？

脑血管病的危害不分人群。无论儿童、青年还是中老年均可患脑血管病。急性脑血管病每年在全世界会夺走570万人的生命，仅次于癌症，它也是第一大严重的致残性疾病。脑卒中已成为威胁人体健康的头号杀手。

脑血管病有“四高一多”的特点：发病率高、死亡率高、致残率高、复发率高以及并发症多。

◉ 发病率高。据统计，全球每年大约有70万人患有新发或复发的急性脑血管病（脑卒中）。世界年平均发病率约为200/10万，而据脑病网2008年发布的资料，我国脑卒中的年发病率是185～219/10万，约每12秒钟就有1位脑卒中新发病者。并且，发病率与年龄成正相关，有72%的首次中风发生在65岁以上的老年人中。目前，我国的中风病人总数为515～744万。

◉ 死亡率高。脑血管病是目前导致人类死亡的三大类疾病之一。每21秒钟就有1人死于急性脑血管病。其死亡率为每年每10万人口中有116～140例。脑血管病的死亡率随着年龄增长而增加，年龄每增加5岁，脑血管病死亡率增加1倍。另外，脑血管病发病后存活者中几乎有一半的患者在3～10年内死亡，如果第二次复发，其死亡率要比第一次更高。

◉ 致残率高。大量资料表明，患脑血管病经抢救而存活的病人60% ~80% 有不同程度的残疾，如半身不遂、讲话不清、智力减退、关节僵直、挛缩等，甚至出现痴呆。其中约有 3/4 的患者丧失劳动能力，有 16% 长期卧床或住院，2/3 需要别人帮助料理生活，只有 10% ~20% 的患者可治愈。

◉ 复发率高。据统计，脑血管病发病后，经抢救治疗而存活的患者中，有 25% ~80% 的人可能在 2 ~5 年内复发，而在 1 年内复发者最多。如果忽视了基础疾病的治疗及预防，脑血管病复发的可能性更大。

◉ 并发症多。因脑血管病后遗症患者身体抵抗力低下，故易于发生各种并发症，如肺炎、尿路感染、褥疮等，随时都在威胁着患者的生命。

哪些人容易患脑血管病？

◉ 从年龄来看，中老年人多见，约有 90% 的脑血管病发生于 40 岁以上者。有人统计，55 ~64 岁者每 10 万人中有 350 人发生脑血管病；而 85 ~94 岁的人中每 10 万人就有 4 000 人发生脑血管病。

◉ 高血压和动脉硬化的人易发生脑血管病。据报道，即使是平时无症状的高血压病患者，其发生脑血管病的机会也比正常人要高 4 倍。

◉ 糖尿病患者易发生脑血管病。因为糖尿病患者代谢紊乱，多合并动脉硬化、血液黏稠度高等，这使糖尿病患者脑血管病发生率比无糖尿病者要高 2 ~3 倍。

◉ 各种心脏病患者均易发生脑血管病。

◉ 高血脂、肥胖及各种血液病患者易发生脑血管病。

◉ 嗜烟、嗜酒、喜食肥甘、好逸恶劳、不愿活动、心情急躁等，均为脑血管病易患因素。

◎ 有脑血管病家族史者比无脑血管病家族史者更易患脑血管病。

故事链接

王常喜是一位农村供销社的职工,退休后虽工资不高,但吃肉喝酒的钱还是有的。于是,他除了每天让老伴弄几个菜,喝几两白酒外,唯一的爱好就是和村上几个退休的干部在一起玩麻将、看小牌。他们看牌不是一般的娱乐,而是带有赌博的性质,只是赌的额度不大,每盘输赢十几、二十元左右。一天,王常喜和几个老人又聚赌起来。王常喜先是输,后来运气大转,连续几盘皆赢,人人都说老王手气好。最后一盘还赢了个大四喜,王常喜就哈哈大笑起来,笑着笑着人们发现王常喜不对劲,手中的牌直往下落,眼珠上翻,口吐黏涎,身体向桌下瘫倒下去。这时大家慌了手脚,有的上前掐人中,有的去打电话找他儿子。不一会儿,家人赶到,王常喜已不省人事,脸色苍白,呼吸微弱,送到医院一检查,诊断为脑出血。因出血太多,保守治疗恐难消散,医生建议手术治疗。可他儿子听说要在脑子上开洞,认为太危险,不同意签字。结果没有几天,王常喜就死了。

王常喜是怎么死的,其原因很简单,就是长期饮酒、吃肉,导致动脉血管硬化。血管硬化后脆性增加,就容易破裂出血,而大喜会使神经兴奋,往往导致血压突然升高,血管易于破裂而致脑出血。所以,中医认为大喜也会致病,甚至丧命。

为什么中老年人容易患脑血管病?

人过中年,血管(主要是动脉)的结构和功能逐渐发生了变化,也就是在动脉壁上出现了多个由于脂质沉积和坏死所形成的灰黄色斑块,同时伴有纤维增生,从而导致动脉壁增厚、变硬、失去弹性,最终形成动脉粥样硬化。

如果斑块形成于一些较小的动脉上，就会引起动脉管腔狭窄甚至闭塞，发生血液循环障碍，从而引起相应组织的缺血、缺氧，导致血管梗死。

严重的动脉硬化会导致血管脆性增加，易于开裂出血。此外，血管病变的部位，动脉的管壁还会变薄，变薄的部位向外膨出而形成动脉瘤。如果患者的血压突然升高，就会导致动脉瘤破裂，从而引起脑出血。这就是为什么中老年人易得脑血管病的原因。

为什么脑血管病不是中老年人的专利？

过去，患脑血管病的人大多年龄在60岁以上。现在不同了，特别是近年来，脑血管病的发病年龄有越来越年轻化的趋势。这是为什么呢？究其原因，其一，由于生活水准较过去提高，鸡、鱼、肉、奶等已成为人们的家常食品。特别是肉和奶，如多吃、长吃往往极易导致动脉血管硬化。西方人以肉和奶为主食，其心脑血管病的发病率就高居全球的首位。中国人的肠胃，自古以来就是以进食五谷和蔬菜为主的，现在突然改变，必然难以适应，从而导致大量废物在体内堆积，促使人们过早地进入过去老年人才出现的动脉硬化阶段。其二，改革开放以后，人们观念改变，金钱与物质的追求已成为一些人热衷的目标。为了这一追求起早摸黑、拼命干、玩命干的人不在少数，而长期紧张、劳碌极易导致血压增高，引发脑出血等脑血管病。其三，由于大吃大喝、饮食不节、嗜烟、嗜酒，导致患肥胖病、高脂血症、糖尿病等代谢综合征的人数增多，且发病趋势日益年轻化。而糖尿病、高脂血症等极易导致血液黏稠和血管硬化，患脑梗死的人自然年龄提前，人数增多。其四，由于激素药物的滥用，导致内分泌失调、血压增高、肥胖，环境恶化导致患白细胞、血小板疾病的人数增多，也会继发脑血管病。另外，还有多发生于年轻人的血管内膜炎、妊娠、分娩、口服避孕药及某些血液病，如白血病等也可诱发脑血管病。因此，脑血管病不再是中老年人的专利。

故事链接

35岁的陈新星，是某市某医院急诊科的一名主治医生。陈医生特别敬业，对待每一个急诊的病人，都十分用心诊治。他业务很精，别的急诊医生不懂中医，他却独持己见，认真研习中医急诊医籍，用中药救治哮喘、胃出血、心肌梗死等很多病人。所以，他年年被评为科室先进。前年春节特大冰灾降临，病人特多，而科室不少医生都休假回老家过年，他一连上了六个夜班。结束第六个夜班交班时，已是上午九点半，他却还没吃早饭。他家住在医院附近的六楼上。当他爬到楼上，刚打开门就觉得天旋地转，一头栽倒在家门口。等家人听到动静跑出来时，他已昏倒在地，不省人事。他的妻子吓得哭了起来，赶忙叫来救护车，将其拉到医院急诊，一查是蛛网膜下腔出血。医院急忙组织抢救，可是终因出血太多抢救无效而死亡。一个曾经挽救过无数人生命的优秀白衣战士，自己却年纪轻轻的就被疾病夺去了生命。陈医生为什么会患上这种病？他的专家同事作出分析判断，主要与他长期劳累、紧张工作、工作压力大、精神负担重有关。在陈医生的追悼会上，同科室的医护人员全部泣不成声。除了医院领导、同事，以及他的同学、友人来参加追悼会外，还来了很多病人。这些病人都是经陈医生亲手救活的，他们哭着说："老天为什么这么不公，竟夺走陈医生这样难得的好人的生命。"

脑血管病会遗传吗？

在已知的3 000多种具有遗传因素的疾病中，就包括了脑血管疾病。研究表明，父母死于脑血管疾病者患此病的几率比一般人高4倍；单卵双胞胎者的父母如有此类疾病，则双胞胎发生脑血管疾病的几率要比一般人高6倍。曾发现一对单卵双生子成年后在同一年龄死于脑血管疾病。在对高血压和脑血管疾病病因的研究中，环境因素作为外因，而遗传因素常被作为内因之一，已经引起了重视。为何在同样的不利环境因素下，有的人容易发生脑血管病，有的人则不易发生？这就涉及人们的不同"遗传易感性"。一些具有中风遗传因子的人常成为脑血管病的易患者，虽然高血压是发生脑血管病最重要和最危险的因素，但脑血管病的发生也并非完全由于血压增高所致，遗传因素也有一定作用。

（参考、转引39健康网相关部分资料）

什么是脑出血？哪些人容易得脑出血？

脑出血是指非外伤性脑内动脉、静脉或毛细血管破裂引起脑实质内的自发性、出血性脑血管病。或者说，脑出血是指脑实质内的血管破裂、血液溢出，又称为脑溢血或出血性脑卒中。它占全部脑卒中的20%～30%。

那么哪些人容易得脑出血呢？

高血压病患者。因为高血压可以造成血管壁动脉硬化，从而使动脉血管弹性减弱，这样当血压升高时，快速流动的血液容易冲破管壁上的薄弱部分而造成脑出血。

脾气不好的人。一般认为个性过强、容易激动、遇事急躁、难以自制，以及爱生闷气、思虑过多、个性怪癖、不听劝告的人，均易发生脑出血。据报道，脾气急躁者发生脑出血的几率比一般人高3.5倍。在日常生活中，有些人在盛怒之下会当场发生脑出血，说明人的情绪也影响血压升降和血管舒缩。剧烈的血压波动和血管收缩是发生脑出血的重要发病因素。

◉ 有家族病史者。父母、兄弟、姐妹等亲属中如果有人患高血压病或得过脑出血，那么其发病的危险性相对会高一些。

◉ 饮食不节者。饮酒、吸烟、爱吃咸食和肥肉的人也较容易患脑出血。

◉ 精神紧张者。从事紧张工作的人高血压发病率比较高，容易发生脑出血。

另外，一般男性比女性容易患脑出血，且无论男女，年龄增长是增加患病危险性的主要因素。据统计，40 岁以后年龄组中，每增加 10 岁，发病率就成倍地增加。

故事链接

同住一个村的毛家和刘家关系一直很好。土地实行承包后，两家田地相邻。去年夏天由于两家争着引水灌溉，发生了矛盾。当时双方争执不下，在田间挥动铁锨要动手，要不是有村干部和乡邻在场拉架，恐怕真的会打起来，自那以后两家结下宿怨。今年冬天，毛家由于猪圈坏了，猪跑了出来，把刘家菜地的菜啃得一塌糊涂，于是刘家上门要求毛家赔菜。毛家说："猪不通人性，又不是有意放出去的，不赔。"刘家老汉怎能相让，于是两家大吵大闹起来。刘老汉嗓门高，而毛家父子嗓门更高，气得刘老汉捶胸顿足，哭喊叫骂。女儿在旁直哭。刘老汉本来血压就高，叫着叫着突然昏扑倒地，口吐白沫。女儿一见父亲昏倒，赶忙跑到村卫生室找医生。医生说是中风，要立即送县医院抢救。刘老汉被送到县医院一查，果然是颅脑出血。经抢救，刘老汉的命保住了，可是留下了偏瘫残疾，一算医疗费花了 2.4 万多元。农村的医疗费是不好报销的，于是刘家要求毛家赔偿。毛家说又没有动手打他，病是他自己得的，拒不赔偿。于是，刘家把毛家告上了法庭。法院经调查，认为事情起因由毛家引起，责任大部分在毛家，判令毛家赔偿刘家医药费1.8万元。1.8万元对于农民是一个不小的数字，毛家怎么也不肯接受，要求上诉。上诉结果，维持原判。法院说如果再不赔钱，就要执行毛家的财产。毛老汉这时急了，急得几天几夜不能合眼。毛老汉本来也有血管硬化，经这么一折腾，头痛难忍。于是到医院检查，医生告之，血压高达210/110mmHg，给他开了镇静剂和降压药，劝他好好休息。毛老汉吃了药当时头痛虽好些，可是第二天头痛又加剧，并且出现手指发麻、舌头发僵等症状。毛老汉以为是没有睡好，受了凉，于是叫儿子把家中存放的一瓶北京二锅头拿来，让老伴炒了一盘花生米和一盘辣椒炒鸡蛋，独自借酒浇愁。毛老汉把一瓶酒喝掉后，就闷着头盖着被子睡觉了。半夜时，毛老汉的老伴发现老头子推他不动，觉得情况不对，打开灯一看，已不省人事，她马上叫醒儿子把毛老汉送往医院。到医院一查，毛老汉患了脑溢血。由于出血太多，抢救无效，第二天就死了。毛老汉一死，毛刘两家又闹了起来，村干部出面调解无效，只好再告到法院。法院说毛老汉生病与刘家无关，此案不予受理。村里人对此事都非常感慨，认为一畦菜值不了多少钱，当初毛家要是把刘家的菜赔了，也就不会有后来一连串不幸事情的发生。人与人之间相处确实应该以和为贵，身体不好的人更应当心。

脑血栓形成和脑栓塞是一回事吗？

脑血栓形成和脑栓塞都是缺血性脑血管病，医学上统称为脑梗死。两者症状有些相似，具体比较如下：

- 脑血栓形成多发生在中年以后，起病缓慢，病情常于数十小时或数日内达到高峰，一般在发病前有先兆症状。脑栓塞多见于40岁以下的青壮年，起病急骤，数秒钟至2～3分钟，症状便全部出现，且多无前躯症状。

◎ 脑血栓形成是由于血管的狭窄或闭塞，导致脑组织缺血、坏死而产生偏瘫、失语、感觉障碍等一系列中枢神经症状。而脑栓塞则是由于脑血管被血流中所带来的固体、气体、液体等栓子阻塞而引起，发病在脑内，病根却在脑外。

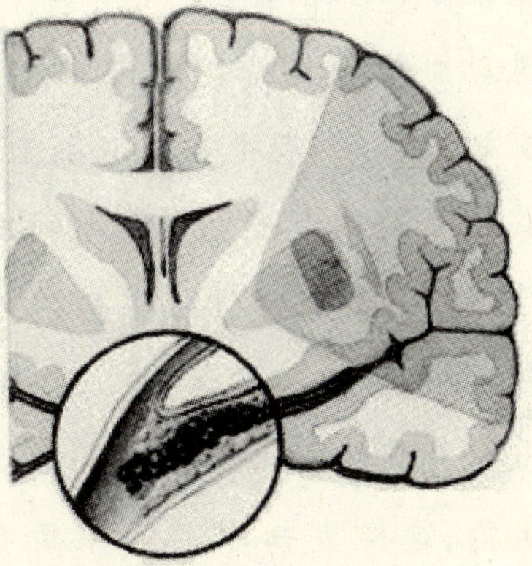

脑血栓形成

◎ 脑血栓常在安静和睡眠状态下发病，醒来后发现自己活动不利或失语。脑栓塞发病前常有剧烈运动和情绪激动，往往发病突然。

◎ 脑血栓形成多有高血压、动脉硬化、短暂性脑缺血发作、糖尿病等病史。脑栓塞既往病史多种多样，多见于心脏病、术后、外伤。

◎ 脑血栓形成以半身不遂和语言不利为主要表现，意识障碍或头痛、呕吐等症状相对较轻。脑栓塞发病后常有头痛、呕吐、意识障碍、失语、偏瘫等症状，多较重。

故事链接

23岁的吴小莉是某大学三年级学生，本来吴小莉应该是18岁上大学，今年大学该毕业了。耽误的原因是因为她高中时得了风湿性心脏病，只好休学，花了两年时间去治病，病情基本控制后，她才继续复读考大学。吴小莉自知心脏患过病，故很少参加剧烈的体育活动。一次，学校要举行班际排球赛，由于小莉个子偏高，被班长硬拉入排球队训练。训练了一段时间后，小莉觉得身体没有太大不适，于是就加紧训练起来。不久排球赛开赛，比赛时小莉很卖力，结果比赛是赢了，可吴小莉却昏倒了。同学赶忙将她送到医院，对医生说刚刚她还是好好的，是不是天热中暑了。医生给她做了初步检查，发现不像中暑，于是做脑CT检查，发现是脑部缺血中风。而脑部缺血中风多见于脑梗死，往往有高血压、血管硬化、血管腔狭窄病史，可小莉平常没有高血压，家族中也无高血压病史，怎么可能会患脑梗死呢？经医生向王小莉的父母询问病史，才知道吴小莉曾患过风湿性心脏病。风湿性心脏病由于血流漩涡等原因，极易在心脏瓣膜上形成赘生物，赘生物脱落，进入血液，循环到脑部，就引起脑部血管堵塞，医学上称为脑栓塞。经查超声心动图，在吴小莉左心室内果然发现有数个赘生物，这样方知小莉的中风是由于心脏的栓子脱落，流入脑血管而致病。

风湿性心脏病患者在静止状态下其心室瓣膜赘生物一般不会脱落，而在剧烈的运动后，赘生物极易脱落，所以才导致吴小莉脑栓塞的发生。小莉接受介入治疗后，又进行针灸康复训练，右半身肢体渐渐好了起来。

该科赵杨主任说，除了有风湿性心脏病史者以外，一般年轻人很少患脑栓塞，据统计，80%的脑梗死都是发生在中老年人身上，青年人患此病的几率大约是千分之一。

值得注意的是，有些患有风湿性心脏病和其他容易形成气栓、血栓病史的人，千万要当心赘生物脱落和气栓、血栓的形成。

什么是蛛网膜下腔出血？

回答这个问题，首先要说明什么是蛛网膜。简单地说，蛛网膜就是我们的脑组织表面覆盖的一层像蜘蛛网一样透明的膜。这层膜与脑组织之间的空隙叫做蛛网膜下腔。正常情况下蛛网膜下腔充满透明的、水一样的脑脊液，当蛛网膜下腔发生脑部出血时，医生就诊断为蛛网膜下腔出血。蛛网膜下腔出血是出血性脑血管病的一种，一般分为原发性和继发性两种类型。由于脑表面和脑底部的血管破裂，血液直接流入蛛网膜下腔，称为原发性蛛网膜下腔出血；脑实质内出血，血液穿破脑组织进入蛛网膜下腔或脑室内，称为继发性蛛网膜下腔出血。引起蛛网膜下腔出血最常见的原因为先天性颅内动脉瘤、颅内血管畸形、高血压动脉硬化，而由血液病引起的较少。需要说明的是，动脉瘤虽名字叫做"瘤"，但实质上是动脉血管局部像气球一样膨出，是一种血管病，不是肿瘤，是可以治好的。一般而言，30 岁以前发生蛛网膜下腔出血者多为血管畸形，40 岁以后发生者多为动脉瘤破裂，50 岁以上发生者则往往为高血压动脉硬化导致血管破裂引起。

什么是混合性中风？

混合性中风又称双重中风，是指缺血性中风和出血性中风在同一患者身上并存的现象。

临床应用 CT、核磁共振检查和尸检病理发现，有些中风患者脑组织中既有出血灶，又有梗死灶。这种情况不同于传统的脑出血或脑梗死，在治疗和预后上也有明显的不同。近年来发现两种类型的中风同时存在的情况并不少见，有作为中风的一种独立类型的倾向。

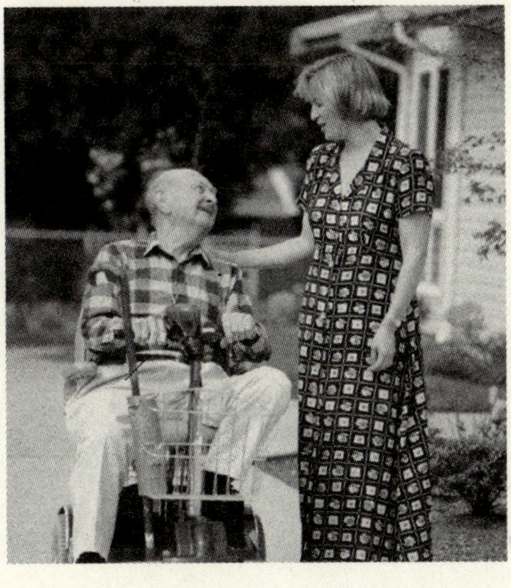
混合性中风后

混合性中风是指脑内两个以上的血管区同时或短时间内相继发生的出血和梗死。高血压是诱发混合性中风的主要危险因素之一，舒张压（低压）过高对促发本病起着更为重要的作用。本病伴有高血压及动脉硬化者占76.47%，高血压性动脉硬化是发病的重要病理基础。高血压损害脑内血管壁的肌层形成微动脉瘤，微动脉瘤破裂引起脑出血。动脉硬化使脑血管管径变小，脑血流量减少或血栓形成，导致脑梗死。双重中风多发生于老年人，60岁以上者占半数。3/4的病人有高血压及动脉硬化的病史，且发病之初均有血压增高的征象。多数病人在活动状态下发病，安静状态下发病较少。病人出现偏瘫和意识障碍都比较轻微。CT和核磁共振可见出血病变与梗死病变共存，但直径不超过2厘米。

由于患者出血和缺血两种病变同时存在，治疗不同于单一性质病灶的治疗，既不能过多地应用降压、止血药，也不能过早地用扩张血管和抗凝溶栓药，应当两者兼顾且随时调整用药。

故事链接

年逾花甲的张某近两天来出现了口眼歪斜、右侧半身的肢体不灵活的症状。他女儿马上把他送到了附近的医院检查。做CT检查后，医生说是脑梗死的部位还有出血。他们都有点迷糊了，只听说有脑溢血和脑梗死，脑子里怎么还会又有出血又有梗死的？为此张大伯和家人的思想负担都很重，他们认为中风本来就是很严重、难以康复的疾病，现在两个都有岂不是更加危险吗？

医生告诉他们，这是另一种类型的中风，又叫混合性中风或双重中风。双重中风的“双重”并没有危险性加倍的意思，一般来说，双重中风的症状比较轻，且死亡率低，预后较好。另外，诊断是否及时、治疗措施是否得当，对预后也有一定的影响。医生建议马上住院观察治疗。听了医生的话，他们稍稍松了口气，马上办理住院手续。

什么是腔隙性脑梗死?

腔隙性脑梗死是脑梗死(也称脑梗死)的一种,多发生于40岁以上的中老年人,男性多于女性,占脑梗死的20%。它的梗死面积很小,直径一般不超过1.5厘米,且多发生在大脑深部。这些部位的动脉多是脑动脉的末梢,分支细小,供血范围有限,单一小支的阻塞只引起很小范围的脑组织坏死,坏死的脑组织被吸收形成小的腔隙,因此称为腔隙性脑梗死。

由于受损的脑组织范围较小,腔隙性脑梗死的症状往往较轻,患者常表现为轻度的肢体无力或麻木,头晕、头痛,行走不稳,记忆力下降,语音不利,吞咽困难,看物体重影等,甚至无症状,所以不易引起警觉,容易漏诊、误诊。

与脑出血和较大面积脑梗死比较,本病的危险性要小很多,一般预后良好,多数患者可在一至数周经治疗好转或痊愈,恢复正常的工作和生活。

如果多次发生腔隙性脑梗死,成为多发性腔隙性脑梗死,同样会出现严重的后果。因为多个病灶累加,病情逐渐加重,会引起智力衰退,甚至血管性痴呆等严重情况。故一旦确诊为腔隙性脑梗死,应积极治疗以预防发生严重的脑血管病或腔隙性脑梗死复发。

小中风是怎么回事?

小中风是短暂性脑缺血发作的俗称,是缺血性脑血管病的一种。它的特点是出现短暂性、缺血性、局灶性脑功能障碍。

短暂性脑缺血发作可表现为单肢无力、偏身无力、偏身感觉障碍、失语或单眼视力障碍;也可表现为眩晕、眼花、视物呈双(复视)、恶心、呕吐、吞咽困难或共济失调(走路不稳)。

由于发生快,从无病到出现症状一般不超过5分钟,只持续几分钟或十几分钟,最长不超过24小时,所以称为短暂性脑缺血发作。有的人反复发作数十次尚不完全发生中风,有的人发作1~2次便发生完全中风。

知识链接

小中风虽冠名一个"小"字,却不是什么小病。它不仅是中风的先兆,还与其他疾病密切相关。

小中风的学名是短暂性缺血发作,它的病理基础与脑出血、脑血栓形成一样,也是在脑血管动脉硬化的基础上发生的,只不过病变程度轻一些,所以说它是中风极为重要的先兆。调查研究表明,患过小中风的人患中风的可能性要比未患过小中风者高16倍。每百名中风患者中,竟有25人曾患过小中风。小中风多发生在有高血压或动脉硬化病史的中老年人身上,主要表现是:手中拿着的物品突然落地,一侧肢体不灵或瘫痪,单眼视力障碍,或有眩晕、耳鸣、吞咽困难、语言障碍等症状,但持续时间仅数分钟至数小时不等,最长不超过24小时,症状便消失,并恢复常态。正因如此,很多人对它并不太重视,当成小病对待。因此医生提醒,一旦发生小中风切莫大意,应及早去医院进行全面、系统的检查和治疗。

小中风的背后往往还有糖尿病作祟。这是因为,糖尿病患者的凝血机制改变,血液流体动力学异常,导致微血管血流变慢,因而容易引起血栓形成而发生小中风或中风。有人统计过,糖尿病患者发生中风的几率是一般人的3~21倍。因此,许多学者认为中风、冠心病和糖尿病是姊妹病,属于同类。

所以，一旦发现小中风，应立即到较大的医院去做进一步检查，以便及早治疗，并戒除烟、酒等不良嗜好，做到生活规律、饮食合理，讲究心理卫生，保持愉快、稳定的心情，切忌过劳。

脑中风是“跌”出来的吗？

在生活中常常有人认为中风是人跌倒了以后才引起的，这种人还不在少数，尤其是在农村，医生往往被弄得哭笑不得。

事实恰恰相反，不是跌倒引起了中风，而是中风引起了跌倒。中风主要是由于大脑出血或脑血管阻塞导致的。大脑是人的高级神经中枢，当某部位发生缺血或出血后，可引起其所管理的神经功能障碍，表现为病人突然出现半侧肢体无力或偏瘫，严重的则出现神志不清，所以若患者肢体无力继续行使站立功能，则常常不由自主地跌倒。

所以，不了解这些医学常识的人错误地把两者联系起来，把大脑病变后导致的后果作为了原因。

故事链接

陈老伯患有脑膜肿瘤，由于肿瘤压迫脑组织，引起头痛、呕吐，来到医院要求手术治疗。医生打开头颅，发现肿瘤与大脑组织连在一起，很难分离开，于是就在头盖骨上打了个洞，把头皮缝好，盖在洞上。没过几年，肿瘤长得膨胀出来，头皮高高凸起，看上去像头上长了个角的独角兽。由于肿瘤越长越大，陈老伯的眼睛也看不见了，肢体也瘫痪了。西医宣布无法治疗，陈老伯只好求一位叫彭一贴的中医治疗。彭医生的中药真灵，吃了十几天以后，陈老伯头上的“角”被“削”去了一大半，失明的眼睛一下子能看东西了，瘫痪的肢体也能站立行走了。陈老伯高兴不已，让他的夫人赶快再去请医生来复诊。他的夫人刚把医生请好，准备动身，忽然家中的儿媳妇打来电话说陈老伯到水池边洗手，由于地面滑，又有水，一下子滑倒在地，现在已经不省人事。他夫人赶忙把医生火速请到，医生一检查发现陈老伯颅内出血，由于出血量太多，最终抢救无效而死亡。医生说陈老伯的死完全是跌出来的。

肠子也会发生“中风”吗？

人们多知道脑中风，但知道肠子会“中风”的却少有。

其实，“肠中风”是缺血性肠病的俗称。此病好发于老年人，因为老年人常常有动脉粥样硬化，而动脉硬化是全身性的病变，不仅仅是心脑血管，腹腔内的动脉血管也会硬化。肠系膜上、下动脉，是供给肠道血液的主要血管，如果严重硬化，出现血栓阻塞，就会导致肠道缺血，轻者出现反复腹痛，严重时肠道会发生溃烂、出血、坏死。

腹痛和便血是该病最突出的表现，除此之外，还可能有恶心、呕吐、腹泻、便秘、日渐消瘦等症状。一般来讲，肠中风发作前都有一些征兆，如饭后常有饱胀感，上腹不适或隐隐作痛，每次持续一两个小时；摄入脂肪过多或饱餐后症状加重，持续时间也较长。腹痛和便血现象有时可以自行缓解，但又会反复发作，病情迁延数月甚至更长。对于这些症状不能误以为是肠胃不适。

多数患“肠中风”的病人同时也患有心脑血管疾病，因而心脑血管疾病患者平时要注意自己的胃肠反应，警惕“肠中风”。

（参考、转引嘉兴在线网相关内容）

故事链接

50岁的赵先生患冠心病已经有十多年了。前些天，他感到腹部隐隐作痛，以为是吃了不干净的食物引起肠胃炎，就服了几粒消炎类药物，但腹痛不但没缓解，反而更加剧烈，并且发现大便有血丝。于是赵先生急忙到医院就诊。经肠镜检查，医生确诊他患了缺血性结肠炎。经住院治疗一段时间后才恢复工作。

医生告诉他，这种病也有人称为“肠中风”，因为它和中风发生的机理及病理改变是一样的，严重的话也会有生命危险。日本前首相桥本龙太郎就是因患缺血性肠病而死的。所幸的是赵先生及时来医院做了肠镜检查，明确了诊断，进而得到了有效的治疗。

中风患者不能吹风吗？

我们有时会见到有些中风患者将门窗紧闭，理由是中风者是不小心被风吹了才得病的，所以怕吹风。这种情况尤其在山区和一些农村较多。

其实，认为中风患者怕风是个误会。中风是中医对急性脑血管病的统称。因为本病名叫中风，加上数千年来我们国人一直沿用中风的名字至今，故使人容易产生是受“风”而得病的想法。

中医称之为中风，一是因为其发病来势较快，变化多端，与风邪相似，所谓“中风之病，如矢石之中人，骤然而致也”；二是因为中医理论认为，本病是由于各种原因造成的肝风内动所致，是人体内机体一种病理变化的表现，故又称之为“内风”，也就是说，中风的发生是由于各种原因引动了“内风”。即使有的病人感受了风寒而致中风，那也只是外因、诱因。所以我们说中风与自然界的风没有特定的内在联系。大量的统计学资料也表明，绝大多数中风患者发病时并未受到风的袭击。

什么是脑动脉硬化？

脑动脉硬化是脑动脉壁增厚、变硬而失去弹性的病理变化，可累及大、中、小三类动脉。

按病理变化可分为三型：一是动脉粥样硬化；二是弥散性小动脉硬化；三是玻璃样变和纤维化。这三种类型所致的动脉管壁变性，统称为脑动脉硬化。动脉粥样硬化是血管内膜中有脂质沉积，产生斑块，使动脉管腔变窄。大多发生在中等或较大的动脉；弥漫性小动脉硬化则多见于细小动脉；玻璃样变和纤维化是动脉内膜发生改变后波及动脉中、外膜，使组织增生、管壁变窄、弹性纤维破坏、血管弹性消失甚至纤维化，主要发生于微动脉和毛细血管。

脑动脉硬化的形成与多种因素有关，常见的因素有糖尿病、脂类代谢障碍、高血压病、吸烟、肥胖、内分泌紊乱、精神因素等。脑动脉硬化是一个长久的病变过程，故预防很重要。

脑动脉硬化和脑动脉硬化症是一回事吗？

脑动脉硬化与脑动脉硬化症是两个不同的概念。只有当脑动脉硬化程度加重，造成普遍的脑血管血流量减少和广泛影响脑功能，并出现特有的临床症状时，才称为脑动脉硬化症。有脑动脉硬化不一定都有脑动脉硬化症，因此被诊断为脑动脉硬化时，不必太忧虑。

血管性痴呆和老年性痴呆是一回事吗？

在现实生活中，不少人常常把血管性痴呆和老年性痴呆混为一谈，其实，两者之间存在着本质性的区别，它们是两种完全不同的疾病。

血管性痴呆与老年性痴呆是老年人中最常见的两种痴呆。虽然它们病情进展都呈慢性过程，脑内都有器质性损害，但它们在病因、病理与临床表现方面都有很大不同。

从病因上看，老年性痴呆目前病因不明，血管性痴呆则因脑动脉供血障碍所致。血管性痴呆患者多有高血压、动脉硬化、糖尿病、冠心病、房颤、风湿性心脏病等病史，最近3个月内有中风病史，或与大量吸烟有关。

从病理上看，老年性痴呆为神经细胞变性，血管性痴呆基本病理变化多是脑动脉硬化等血管病变。

从临床表现上看，老年性痴呆起病隐匿，临床症状早期难以察觉，持续进行性的智能衰退而无缓解，慢性进展；记忆障碍尤其是近事遗忘是最突出的早期症状，高级认知功能相继损害，分析、综合判断、定向、理解、计算、学习能力明显下降，晚期可出现运动障碍；缺乏局灶性神经症状和体征，CT检查有脑室扩大、脑沟增宽和脑萎缩等征象。血管性痴呆大多急性或亚急性起病，病情呈阶段性或波动性进展，有平稳期，认知缺损并非全面下降，早期因梗死部位的不同可以出现运动障碍和局灶性神经系统症状和体征，如偏瘫、失语等，CT检查可有单发或多发梗死灶。

血管性痴呆病人到了晚期阶段，发展为全面性痴呆，与老年性痴呆表现相似，可通过头颅CT及核磁共振加以区别。另外，有少数病人这两种痴呆合并存在，为混合性痴呆。

（参考、转引全民医药网相关内容）

故事链接

离休干部华大爷，71岁丧妻，一直和女儿生活在一起。华大爷耳不聋眼不花，经常在小区内和老人们下棋、聊天，素来身体健康。只是患高血压多年，但一直坚持服药，控制血压。4个月前曾发生过两次脑中风，头颅CT片上有多发性脑梗死灶，经过治疗后，除左侧肢体有轻度偏瘫外，基本恢复正常。但近两个月来，华大爷好像换了一个人似的，整天没精打采，思维迟钝，丢三拉四；对自己的年龄以及昨晚吃过什么等经常记不起来；能计算简单的个位数加减法，却不能计算十位数以上的算式；好几次出门都迷了路，幸好碰到几位热心的民警和熟人将他送回家。一开始，他女儿以为父亲年纪大了，患上了老年痴呆。对这个病，她很清楚，因为她的公公得的就是这个病，得病之初是认不得钞票，硬说一百块钱是五块钱，后来竟把儿子当成别的亲戚，刚吃过饭竟说怎么还不吃饭，老同志来看他，被他指着鼻子骂，现在生活已完全不能自理，家中得有人看着，否则就会跑出门，不知回来，或砸坏东西。家人中已有一人患上这种病，如再加上一个人患上这种病，那真的麻烦了。于是，她马上把父亲带到医院检查。医生调出了她公公的病案资料，发现她公公头颅 CT 报告是脑室增大，脑沟回加深，重度脑萎缩；而她父亲头颅 CT 检查报告是头颅多处脑梗死，且头脑有时清楚，有时模糊。医生告诉她：两位老人得的不是一种病，她公公得的是老年痴呆，而她父亲得的是血管性痴呆。她父亲的病容易治，公公的病则很难治。公公的病病因不明，可能与脑部萎缩有关。西医对老年痴呆基本没有办法治疗，美国的前总统里根据说就是得了这种病。中医治疗有一定办法，但必须得早治。同样，血管性痴呆也必须早治，否则病情难以控制。

为什么脑血管病患者会出现癫痫？

癫痫是由于脑细胞异常放电所引起的短暂的、突发性的脑功能障碍性疾病。它是一个综合征，而不是一个独立的疾病，分原发性癫痫和继发性癫痫两种。脑血管病引起的癫痫为继发性癫痫，在急性期或数年内均可发生。癫痫发生的机制较复杂，无论是出血性或缺血性脑血管病，只要病灶直接或间接波及大脑皮质，使之发生水肿或脑细胞代谢紊乱，均可致痫；而重度脑血管病在治疗过程中，由于过度脱水，水、电解质紊乱或合并感染，使癫痫阈降低，也可导致癫痫发生。脑血管病早期癫痫发作，大多是由于急性脑循环障碍，缺血缺氧引起的脑水肿及代谢改变所致；而晚期发作，可能与陈旧性病灶逐渐发生神经细胞变性和胶质细胞增生而产生异常电活动有关。

故事链接

张大妈今年72岁，一个月前突然中风昏迷住进医院，经医生抢救，神智变得清醒，只是半身肢体活动不灵。他儿子想等她出院后再慢慢帮她康复；万一不行，再帮她购一部残疾手摇车。正当准备过几天出院时，一天，张大妈吃过晚饭躺下不久，突然眼珠上翻、四肢抽搐、口吐白沫、牙关紧咬。家人吓慌了，以为是再次中风，等把医生找来，张大妈已恢复正常。医生没有看见症状，也就未作处理。第二天同一时间，张大妈又出现这一情况，于是医生对张大妈进行了脑电图和脑CT检查，诊断为脑出血继发性癫痫。于是，对她进行中药活血化瘀和镇惊治疗，张大妈癫痫次数越来越少，症状越来越轻，后来渐渐地康复了。

为什么急性脑血管病患者会出现消化道出血？

急性脑血管病可使脑干、丘脑下部及边缘叶受损，致使垂体释放促肾上腺皮质激素增多，进而使肾上腺皮质激素增多，致使胃酸及胃蛋白酶的分泌量升高，血中儿茶酚胺浓度升高，使胃黏膜受损，黏膜屏障破坏，同时迷走神经张力增高加重了这种损害。消化道出血的主要黏膜病变是应激性溃疡、胃黏膜出血性糜烂、出血性胃炎、慢性溃疡急性发作。急性脑血管病后出现消化道出血提示病情危重。上消化道出血多出现在急性脑血管病后第一周内，脑血管病的急性期发生率为30%左右，脑损害越重，发生率越高，上消化道出血越严重。消化道出血越早预后越差，是病情危重预后不良的表现。

故事链接

彭大爷今年84岁,身体除了有老胃病,饮食不当胃部会灼痛外,其他一直很好。彭大爷在一家人中最喜欢的是小孙子。孙子在县城上学,节日放假回家。彭大爷看到孙子长得很帅,学习成绩又好,心中说不出有多高兴。于是,让家人备酒,要趁孙子在家、家人团聚时喝上几杯。大概酒喝多了,彭大爷午饭后不久就出现昏迷,经县医院诊断为颅内出血,脑室内溢血约80毫升。3个儿子火速请来上海专家会诊,经手术清除积血,彭大爷渐渐清醒了。就在他清醒后的第七天早晨,护士准备给他鼻饲管喂早餐时,胃液稍一回抽,发现胃部大量积血,检查血压也下降。找来医生,医生说,病人原有胃溃疡又加上中风,引起应激溃疡,所以出现了胃出血。医生准备向胃中注入去甲肾上腺素和冰水止血。彭大爷的一个儿子懂医学知识,据他所知,这种治法成功的很少,原因是病人胃黏膜已糜烂,用冰水一冰,再用药收缩血管,理论上虽讲得通,但实际上却使胃黏膜更糟。于是改用生理盐水冲洗胃中积血,再注入中药止血药粉调成的糊剂。此法果然灵验,第二天血就止了。彭大爷终于闯过险关,两周后,病情好转出院。

得了脑中风还能长寿吗?

因为脑血管病的死亡率较高,因此,有人说得了脑血管病就活不长了,至少不可能长寿。

实际上,脑血管病发生后再活上20年以上者并不少见,活到70岁或80岁以上者也可经常看到。

那么哪些脑血管病的病人可以比较长寿呢?这就要看该病人脑血管

病的性质和严重程度如何了。如果出血量大,脑血管梗死面积大,神经系统的损害和偏瘫的程度严重,则病人的存活时间短;而脑血管病如果发病3个月或半年内及时进行中药治疗,康复效果很好,恢复程度佳,后遗症状消失快,病人的寿命就长。严重偏瘫、长期卧床的病人,多因感染或合并其他疾病而容易早亡;而轻度偏瘫者,若能积极坚持治疗和功能锻炼,平素注意保养,以乐观的态度面对人生的挫折,那么长寿也并非困难。随着药物、医疗技术的进步,急性中风死亡率已降至一成左右,患者只要有良好照护、持续复健,存活时间可显著延长。若能及早控制血压,规律服药,不仅可避免中风不幸,活到八九十岁更不成问题。

故事链接

台北孙先生有中风史22年,并留下了后遗症,最终寿高93岁,是少见享有高寿的中风患者。医师认为,高寿的关键除家人无怨无悔的悉心照顾与呵护外,孙先生自身持之以恒地进行康复治疗,常保心境开朗,也是重要因素。

医师指出,中风病人死亡的高峰期,一为发病的急性期,死因多为中风本身;另一为出院后两三年,死因为二度中风或并发心肌梗死、糖尿病、癌症或其他感染,平均存活期约四五年,能活上二十几年者很少见。

孙先生当年属于中重度脑溢血,病况严重,能延续生命到93岁,相当不易;而其最重要的关键即在复健,孙先生可说是中风病人复健成功的典范。

只要一天不动,肌肉力量就下降3%,唯有持续复健,才能避免心肺功能降低、体能下降;如果愈来愈少活动,抵抗力也会跟着变低,很容易感冒、并发肺炎,致死率非常高。

孙先生除了每周两次的复健治疗外,回家还有"家庭作业",做站立、坐下、姿势平衡等动作,每天至少要走2 000步;且闲暇时还会到住家附近的植物园观赏植物,逛画展,听音乐会,将复健融入生活。

中医是怎么认识脑血管病的？

脑血管病是现代医学的名称，是大脑血管急、慢性缺血或出血所导致相关症状的一类疾病的总称。不同的具体病种，症状不同，病名也不同，如蛛网膜下腔出血、腔隙性脑梗死、血管性痴呆等。

急性脑血管病通常会出现头痛、头晕、突然昏倒、失语、半身瘫痪、尿便失控等共同的症候群，现在也叫脑卒中、脑血管意外、中风等。

中医把出现半身不遂、口舌歪斜、言语謇涩或不语、偏身麻木、神识昏蒙五大主症的疾病称为中风。中医虽将脑血管病称为中风，但这种命名只是一种比喻。为了表明脑血管病非自然界风邪所引起，中医在学术上早就明确指出，脑血管病为非“风”。而《黄帝内经 · 素问 · 调经论》即指出：“血之与气，并走于上，则为大厥。”所谓“大厥”，就是中风一类疾病。此外，该病还有仆击、薄厥、偏枯、偏风、痱风等名称，明确指出，此名由气血上逆引起，并非外中风邪。金元时期的名医刘河间，更指出本病为心火暴盛、肾水大亏引起。明代张景岳对本病的认识则更深入，明确指出本病病因非“风”，而是由于内脏失调化火生风引起。中医把中风按其程度轻重和症状的不同分为中经络和中脏腑，中脏腑又分闭证和脱证。据证制定相应的方剂，效果很好。其缺陷就是传统给药的方法不便。近年随着中西医学之间的沟通，好多医家已将鼻饲管给药、肛门给药、中药针剂给药移用于中医药对于中风的治疗中，收到了绝佳的效果，比单用西药救治的成活率大为提高，致残率大为降低，受到医学界的瞩目和病人欢迎。其中，中国吉林在这方面取得的成果较大。

脑血管病为什么会缠上你

脑血管病是怎么发生的?

大多数人可能觉得脑血管病是因为脑血管局部病损所引起，其实，因为先天性动脉瘤、动静脉畸形、脑部肿瘤及外伤等局部因素所引起的脑血管病损只占脑血管病的一小部分。那么大多数原因是什么呢?

- 血管硬化。包括动脉粥样硬化、高血压性小动脉硬化以及来自脑外的血栓、脑动脉炎等，高血糖、高血脂这些“帮凶”可以促进动脉硬化的形成。

- 过高或过低的血压。高血压可以导致细小的动脉硬化及腔隙性脑梗死，因为心脏停跳或大出血引起的血压过低，可能导致脑缺血甚至脑梗死。

- 血液成分异常。白细胞、血小板、红细胞过多会堵塞脑血管，血纤维蛋白增多、血脂高等使血液黏稠，容易患脑梗死。血小板减少则易引起脑出血。

哪些因素会诱发脑血管病?

诱发脑血管病的因素有:情志失调,如大怒、大喜等;饮食不节,如暴饮暴食、过量饮酒等;过度疲劳;过量运动;气候变化;突然改变体位;各种疾病未能控制,如血糖、血压、血脂过高,房颤心律等;服药不当,如降压药使用后血压降得过低等;大便干结;看电视、上网过久;用脑过度;等等。有了动脉硬化的基础,加上诱因而使得血压波动,就极易导致脑血管病。

故事链接

王阿姨听说自己的外甥女因为急性阑尾炎在医院开刀,一向节省的她急忙买了些东西,骑着自行车赶到十几里地外的医院,并爬上四楼去看望。她刚到四楼,就一头倒在病房的走道上。病人见后就报告医生,急忙将她送到急诊室。一查脑CT,竟然是脑出血。家人说:"她只有50多岁,平常身体好好的,就血压稍微有点高,为什么一下子就脑出血了呢?"医生分析说:"王阿姨平时偏胖,高血脂、动脉硬化早就有了。听说外甥女生病着急,又爬楼梯,所以导致血压升高、脑部出血。"王阿姨经过治疗终于好转了,她自己总结出教训:遇事千万不能急。

脑血管病的危险因素有哪些?

从年龄看,中老年多见,约有90%的脑血管病发生于40岁以上的中老年人。55~64岁者平均每10万人中有350人发生脑血管病;而85~94岁的人每10万人中就有4 000人发生脑血管病。年龄越大,脑血管病的发生率越高;年龄增加30岁,脑血管病的发生率增加10倍之多。

有高血压和动脉硬化的人更容易发生脑血管病。即使是平时无症状的高血压患者，发生脑血管病的概率也比正常人要高出4倍。

◉ 糖尿病患者易发生脑血管病，因为糖尿病患者多合并动脉硬化、血液黏稠度高等，这使糖尿病患者脑血管病发生率比无糖尿病者要高2～3倍。

◉ 各种心脏病患者均易发生脑血管病，如：冠心病是因为心脏冠状动脉硬化引起，可同时也会有脑动脉硬化；另外，冠心病合并心房纤颤、心功能不全、心肌梗死时，则易发生缺血性脑血管病；先天性心脏病患者易伴有脑血管畸形，因此有发生出血性脑血管病的可能。

◉ 患有高血脂、肥胖、颈椎病并经常出现头晕者易发生脑血管病。

◉ 血液流变学检查中出现血液黏稠度高、血液浓缩、血小板聚集增加等结果者易发生脑血管病。

◉ 抽烟、酗酒、喜食油腻、好逸恶劳、不愿活动、心情急躁等，均为脑血管病易患因素。

◉ 直系亲属有脑血管病的比无脑血管病的人易患脑血管病，这可能与脑血管病有一定的遗传性有关系。

知识链接

《中国脑血管病防治指南》中指出的脑血管病九大危险因素是：高血压、心脏病、糖尿病、血脂异常、吸烟、饮酒、颈动脉狭窄、肥胖以及其他危险因素（高同型半胱氨酸血症、代谢综合征、缺乏体育活动、饮食营养不合理、口服避孕药、促凝危险因素）。

什么是脑血管病的新危险因素？

引起脑血管病发病的危险因素非常多，已经被充分认识的危险因素包括高血压、糖尿病、心脏病、高脂血症、肥胖、吸烟、饮酒、久坐不动的生活习惯等。但是，还有一些我们没有认识到的因素，如高同型半胱氨酸血症就是新近认识的一个危险因素。

专家研究发现，血中半胱氨酸含量升高可以导致动脉粥样硬化，最后引起中风。在人体内，同型半胱氨酸来源于一种称为甲硫氨酸的物质，甲硫氨酸存在于所有食物蛋白质中，而我们每天所吃的猪肉、牛肉、鸡蛋、鸡肉等多是高蛋白食物。正常情况下，同型半胱氨酸需要通过维生素 B_6、维生素 B_{12} 及叶酸的帮助以维持它在体内的平衡；若缺乏这些物质的帮助，同型半胱氨酸将会在体内大量积累，继而成为导致动脉粥样硬化和中风的元凶。

也许有人认为，自己没有遗传病，没有高同型半胱氨酸血症，同型半胱氨酸与自己没有关系。其实不然。我们体内都有同型半胱氨酸的存在，只是含量有高有低，如果超过了一定界限，就会引起动脉粥样硬化。和了解胆固醇及血糖一样，我们可以到医院抽血检查同型半胱氨酸的含量。如果发现患了高同型半胱氨酸血症，也不用紧张，因为高同型半胱氨酸血症是可以预防和治疗的。

故事链接

1933 年的一天，美国麻省总医院急诊室接诊了一个 8 岁的小患者。这是一名具有爱尔兰血统的男孩，已经头痛、嗜睡、呕吐 4 天了。医生在病史询问及体格检查中发现，这男孩存在思维发育迟缓、视力障碍及先天性髋关节畸形。入院后，小患者很快出现左侧偏瘫、持续高热、血压升高，3 天后他终于抵挡不住病魔的折磨，离开了人世。尸体解剖发现，患者致命的杀手是颈动脉粥样硬化所致的脑梗死。

32 年后，一名 9 岁爱尔兰血统的美国小姑娘由于智力障碍在麻省总医院儿科就诊，检查发现她还伴有视力障碍。女孩的妈妈告诉大夫，三十多年前，自己的一位兄弟在很小的时候突然死于有相似症状的疾病。

原来，三十多年前的小男孩是这小姑娘的舅舅！大夫将小姑娘的尿液进行化验，发现了一种特殊的化学物质——同型半胱氨酸。如果在患者尿中发现这种物质，则该患者就会被诊断为同型半胱氨酸尿症，这是一种遗传病。由此，医生推测小姑娘的舅舅——那个32年前死于中风的男孩，肯定患有同型半胱氨酸尿症。

为什么说脑动脉粥样硬化是导致脑血管病的"祸根"？

发生动脉粥样硬化的脑动脉，血管壁弹力层增厚，管壁变硬，内膜粗糙，管腔狭窄。粥样硬化的发生与高血压、高脂血症、糖尿病等因素有关，主要是由于血脂代谢障碍引发。由于血脂代谢障碍，加上动脉本身的一些原因，使血脂的一些成分堆积在动脉内膜上，逐渐形成粥样斑块，这些斑块向管内凸出，使血管内狭窄或闭塞。就像自来水管一样，天长日久，水管生锈，水中杂质逐渐淤积，出水量越来越小，最终使水流中断。脑血管因血脂沉积，血流缓慢，血液黏稠度增高，就容易发生脑血栓。另外，脑血管壁由于血脂积聚，内膜受损，结缔组织增生，变得脆弱，易形成微小动脉瘤；当血压骤升时，又易破裂出血，发生脑出血。可见，不论是缺血性脑血管病，还是出血性脑血管病，都是在脑动脉硬化的基础上发生的。动脉硬化所导致的脑梗死是脑梗死中最常见的一种，占所有脑梗死的70%左右。我国脑梗死的患者以颅内中等动脉硬化和闭塞占多数。

为什么脑血管意外最容易在冬天发生？

气候的变化是脑血管病不可忽视的因素。据调查，约有一半以上的脑血管意外的病人发病是在冬季气候骤变的时候。还有不少老年人发生意外是由于半夜从温暖的被窝中起身上厕所时,因体温不能适应较低的室温导致的。

脑血管病多见于高血压和脑动脉硬化的中老年人,这一类人生理机能减退,对外界环境变化的适应性、应激性和抵抗力降低,寒冷的冬季更易发病,低温引起的血压的骤然波动是主要原因之一。为什么低温会引起血压如此大的变化呢?这是因为:

- 冬天的时候,出汗少,使血容量增加,导致血压容易升高。
- 天气寒冷,室内外温差较大,人体易受到冷空气刺激,造成交感神经兴奋,导致全身毛细血管痉挛性收缩,血液循环的外周阻力加大,引起血压升高,进而导致脑血管破裂出血。
- 寒冷的刺激可使体表血管的弹性降低、外周阻力增加;低温使交感神经兴奋,肾上腺皮质激素分泌增多,从而使小动脉痉挛收缩。脑小动脉血管收缩,血管阻力增大,脑组织会因此而供血不足,引起脑中风。
- 寒冷还可使血液中的纤维蛋白原含量增加,血液浓度增高,血小板也易于凝集,促使血液中栓子的形成而发生脑梗死。

故事链接

这一年哈尔滨的冬天特别冷,气温低达零下30摄氏度,一般人都不出门。可是李大爷不行,他得到学校传达室值班。出门后,一阵寒风扑来,让他直打哆嗦。于是他加快脚步,心想快点赶到值班室就暖和了。到了值班室门前,他敲门却没人开门,于是扒在窗户口向里一瞧,发现昨晚在值班室值班的老陈躺在值班室床上,两腿直蹬。他大声呼唤老陈,老陈不应。于是他撬开门,发现老陈已经不省人事。李大爷赶忙拿起电话,叫来校长。校长一见情况,马上打“120”电话求救。经医院诊断,老陈患了脑溢血。李大爷和老陈的家人都不理解地说:“睡觉怎么会睡出脑溢血呢?”医生说:“老陈平素就有高血压、血管硬化,而寒冷刺激,最容易使血管收缩,陈大爷的病因很可能是因为前一天晚上传达室内暖气的温度调得过高,老人在传达室进进出出,一冷一热,人体血管一会儿舒张,一会儿收缩,使脑部血液循环发生障碍,诱发中风。另外,开暖气时门窗紧闭,时间一长易缺氧,老人容易感到气闷、恶心,也容易导致中风。冬天室内外温差很大,增加了老人中风的概率。故冬天室内温度不要调得太高,以防止室内和室外的温差太大而致病。”

“口重”的人易发生脑血管病吗?

盐是人们生活中不可缺少的,但如果饮食中含盐量较高,就容易引起血压增高,进而可能导致脑血管病。在日本北海道地区,人们盐的摄入量相当大,每天在 15 克以上。近 84% 的成年人患有高血压病,而且脑血管病的发病率也相当高。在我国北方有些地区也有类似情况。在美国,发现减少盐的摄入可以使血压降低,同时可以使各种脑血管病的发病率降低四分之一。生活在北极圈的爱斯基摩人,每天吃盐量低于 5 克,几乎没有患高血压的。因此,在饮食中应注意限制盐的摄入量,每天宜降低到 10 克以下,最理想的是保持在 5 克左右。所以“口重”的人,更要限制吃盐的量。

知识链接

湖南人一直以口味重而著名。湖南省疾控中心慢病科调查显示,湖南人食盐的摄入量居高不下。按照世界卫生组织标准,成年人一天食盐的摄入量不应该超过 6 克,而在近三十年的调查里,湖南人食盐摄入量都接近 14 克/天。调查还显示,湖南省脑血管病发病率远远超过全国平均水平，而长沙市出血型中风的发病率在全国几乎可以排到首位。

吸烟与脑血管病有何关系？

现在，谁都知道吸烟有害健康，但到底是如何影响健康的，就不太清楚了。

烟草中含有一种叫尼古丁的物质，对人体是有毒的。吸烟者将尼古丁吸入体内后，促使肾上腺释放大量的儿茶酚胺等收缩血管物质，使血管痉挛，心跳加快，血压增高而诱发脑出血。由于肾上腺素分泌增多，导致血中胆固醇含量增高，胆固醇沉积形成动脉粥样硬化。此外，吸烟时烟雾中含有一氧化碳，其浓度可达3%～5%，经肺吸收到血液里，可使红细胞中的血红蛋白失去携带氧的能力，这样血中的含氧量大大降低，引起脑血管和脑组织缺氧。脑血管缺氧可使血管弹性降低；脑细胞缺氧可使脑细胞坏死。还有，烟草中的尼古丁可促进红细胞聚集在一起，使血液黏度增高，血流变慢，这样就容易引起脑血栓。可见，吸烟与脑血管病关系非常密切，为了健康，要坚决戒烟。

故事链接

19岁的女大学生刘颖家住沈阳市铁西区，两年前她来到哈尔滨读大学。上大学后，刘颖感觉少了几分约束，于是和寝室的几个姐妹尝试吸烟。每天吸几根烟，大约吸了一年半。

此后，刘颖的左手和左腿多次出现麻木无力的情况，这种怪病每次发作几分钟后就会自行消失。

其间，刘颖曾经到医院接受身体检查，但是并没有确诊是什么疾病。放假回家后，刘颖突然出现左侧身体瘫痪和口眼歪斜的症状。随后，她被家人送到医院神经内科接受查治。

经诊断，刘颖罹患“典型脑中风”。刘颖母亲非常疑惑：女儿才19岁，这么年轻怎么会得脑中风呢？医生告诉她：患者有家族性高胆固醇血症，加上患者吸烟一年以上，最终导致血栓堵塞脑血管。无独有偶，一名28岁男青年也因为长期吸烟，患脑中风入院接受治疗。

最终，刘颖实施了超选择颅内动脉溶栓术，头部血栓开通，手脚也开始恢复知觉。由于治疗及时，患者已经行动自如，没有出现后遗症。

知识链接

被动吸烟增加中风危险

新西兰科学家发现，在较长时间里被动吸烟的人急性中风的危险比常人高82%。这一结果为控制烟草在降低中风发病率中所起的作用提供了具有说服力的证据。

新西兰奥克兰大学的博妮塔博士及其同事在8月17日出版的英国《烟草控制》杂志上撰文说，他们选取了1991年新西兰所有15岁以上的中风病例进行了研究，并将521名中风病人与1 851名身体健康者进行了比较。所有研究对象都接受了问卷调查，并回答了自己的吸烟习惯以及是否曾接触二手烟。博妮塔等经过分析比较后发现，那些与吸烟者同住一室，或是在过去10年中有一年以上与吸烟者在同一办公室共事的非吸烟者，患中风的危险性比正常人要高出82%左右。

研究还发现，吸烟者患中风的危险性比常人要高出4倍，而且烟抽得越多，中风的危险性也越大。中风多由脑血管栓塞或发生血栓、脑溢血等引起。早先有关被动吸烟的研究表明，被动吸烟会增加患肺癌、心脏病等疾病的危险，但中风与被动吸烟间的关系一直没有得到充分重视和研究。博妮塔博士等人的研究结果则显示，被动吸烟的害处有可能比人们原先估计的大得多。

饮酒与脑血管病有关吗?

你知道过量饮酒也能引起脑血管病吗?在我国,东北人以豪爽嗜酒著称,但脑血管病的发病率和死亡率也居全国之首。外国专家也发现,大量饮酒会增加脑出血的机会,因此将饮酒列为脑血管病的危险因素之一,并告戒人们不要过量饮用烈性酒。饮酒为什么会引起脑血管病呢?原因有以下五点:

引起脑动脉粥样硬化。大量饮酒后,血中酒精浓度半小时可以达到高峰。酒精不但可以直接使血管失去弹性,还能刺激肝脏,促进胆固醇和甘油三酯合成,进而导致动脉硬化。硬化了的脑血管弹性减弱,管腔狭窄,容易形成脑血栓;而脑动脉硬化的人,过量饮酒后,血压会突然升高,导致血管破裂,发生脑出血。

引起血压增高。饮酒后酒精可能引起交感神经兴奋,心脏收缩增加,以及其他收缩血管物质增多,从而使血压升高。而高血压是脑血管病的易发因素。

导致凝血物质和血小板减少。长期大量饮酒影响肝脏功能。肝脏不仅是生产蛋白质和各种激素的化工厂,也是生产凝血因子的地方。过量饮酒使肝脏这方面生产能力下降,从而导致第Ⅱ、Ⅶ、Ⅹ、Ⅺ凝血因子缺乏,纤维蛋白质溶解活动增加,血小板生成减少,从而易出现脑出血。

刺激脑血管收缩,造成脑缺血。

饮酒后小便增多而致脱水。由于脱水,血液浓缩,黏度增加,促发脑血栓。过量饮酒有害,不过,如果身体健康,若偶而少量饮一些低浓度的黄酒、啤酒、葡萄酒也是可以的。

饮食与脑血管病有什么关系？

为什么现在生活条件好了，脑血管病却多了？

其实是我们没有注意养成良好的饮食习惯所造成的。《黄帝内经》中早有关于"仆击偏枯……肥贵人则膏粱之疾也"的记载，意思是说过食肥甘厚味，可使人突然偏瘫。可以看出，饮食与脑血管病关系十分密切。

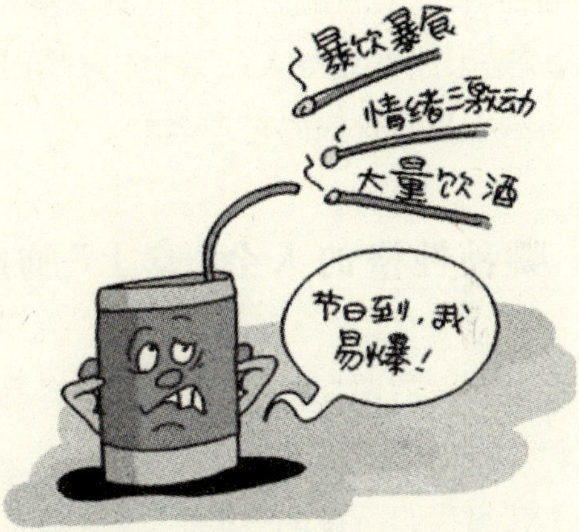

中风易发因素

为什么饮食也能引起脑血管病呢？主要是因为饮食可影响人的血压、血脂、血糖以及钠、钙等离子的含量，这些都与脑血管病的发生密切相关。

食物所含的糖、脂肪、蛋白质、无机盐和维生素是生命所必需的，但它们与脑血管病都有关系。如食物中糖的来源主要是碳水化合物（米、面等），但过多地摄入含碳水化合物的食物，可在体内转化为甘油三酯，使血脂升高。长期的高血脂，可引起高血压、动脉硬化。而这些正与脑血管病发生有关，所以，饭不可吃得太饱。脂肪含量高的食物，尤其是动物内脏、鸡蛋、鱼子、肥肉等，含有大量的饱和脂肪酸，能使血中的胆固醇、甘油三酯含量升高，引起动脉硬化，对此也应有所限制。蛋白质饮食可延缓血管壁弹性减退进程，改善中枢神经系统对血压的调节功能，降低血压，促使钠离子从尿中排出，从而降低脑血管病的发病率，但大量蛋白质饮食会加重我们肾脏的负担，所以，蛋白质不应摄入太多。盐是人们生活中不可缺少的，但吃盐多易引起高血压，进而导致脑血管病。

此外，饮食不天然，如化肥种植的粮食、蔬果，激素饲养的动物的肉和奶，转基因生产的食品，不是营养不充分、不全面就是含有大量对人体有害的物质，这类食品若不加节制或禁止都会促使人患心脑血管疾病。此外，就是天然食品摄入的量也应有所节制，古人说，“不饱即是祛病方”，是防治心脑血管病的至理名言。

哪种性格的人会“惹上”脑血管病？

大家平常说“这个人个性强，容易中风；那个人个性温和，不容易中风。”这种说法有没有道理呢？

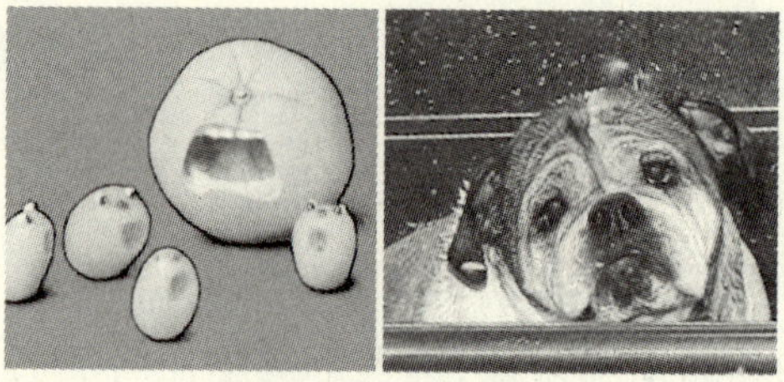

暴躁、抑郁易中风

其实我们所说的“个性”就叫做性格。每个人都有着不同于别人的性格，如有的人干脆利落，有的人缓慢拖沓；有的人勤恳，有的人则懒散；有的人沉稳，有的人则冒失等。一般可将人的性格分为三个类型：A 型、B 型和 X 型。

A 型性格者，性情急躁，争强好胜，求成欲望强烈，办事迅速，固执，紧张，好争辩，易冲动。B 型性格者，办事慢条斯理，不慌不忙，胸有成竹，无明显竞争意识，高兴和悲伤反应皆不强烈。X 型性格者，是 A 型和 B 型的混合体。

A 型性格的人脑血管病的发病率是其他性格者的 3.5 倍，因此该性格是脑血管病的危险因素。A 型性格易发生脑血管病的机制尚不完全清楚，一般认为，由于自身具有强烈的欲望，使自己整日处于紧张的环境中，体内交感神经兴奋性增高，体内肾上腺素及儿茶酚胺等血管活性物质分泌增多，使心跳加快，血管收缩，血压升高而导致脑出血。同时，A 型性格还可使血糖、血脂增高，血小板黏附性和聚集性增强，容易形成动脉粥样硬化而促发脑血管病。而个性怪僻、情绪低沉、刻板固执、性格内向的人，由于整日郁闷寡欢，少言少语，又极少活动，常影响饮食和睡眠，使脑供血不足，长期下去，机体血流缓慢，也容易形成脑血栓。可见，性格与脑血管病密切相关，所以要注意自我调整，正确对待生活。

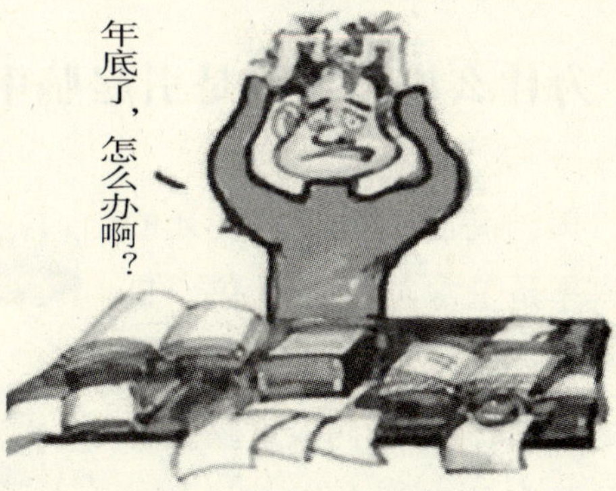

烦躁易中风

故事链接

梁大爷今年 64 岁，家住上海郊外，有个女儿今年 25 岁，在城里医院做护士。由于医院房子紧张，女儿上完夜班都乘车回家。梁大爷心特别细，每当女儿上完夜班要到家时，他总是等在门口，女儿如果回家稍迟，他就会焦急不安。一天，女儿本该夜里 12 点到家，可是到凌晨 1 点还没回来，这可把梁大爷急坏了，他平时血压就偏高，这一急觉得两手发麻，头脑发胀，顿时晕倒在门口。等老伴发现时他已不省人事，不一会儿女儿到家赶紧把他送到医院，一查患了脑溢血。经紧急抢救梁大爷总算活了过来，可是留下了偏瘫的残疾。医生分析梁大爷患病的原因就是因为焦虑、急躁导致心跳加快，交感神经兴奋，血压升高导致血管压力加大引起破裂。因此，医生劝梁大爷遇事不能急。医生的话虽然使梁大爷焦急的脾气改缓了一些，可是过了半年他的脾性又如从前。一次，因为他女儿被车撞伤，他一急再次出现脑出血而死亡。

为什么说高血压是引起脑中风的罪魁祸首？

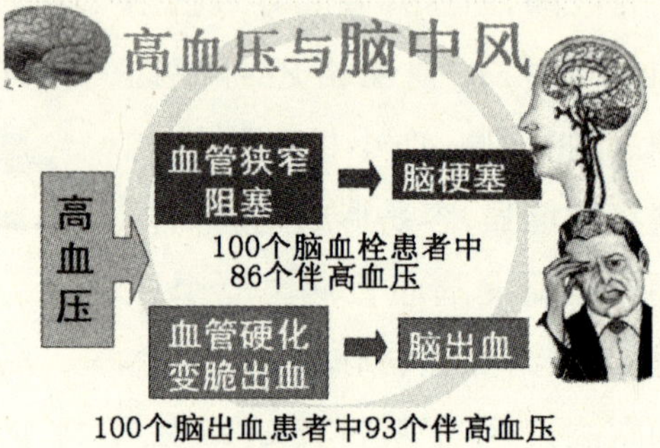

高血压与中风的关系

美国高血压患者脑梗死的发病率是正常人的2～3倍。日本是世界上脑血管病发病率最高的国家，高血压病人患脑血管病的几率是正常人的13.1倍。在我国，80%的脑血管病与高血压有关，其中86%的脑出血者和71%的脑血栓形成者都有高血压病史，而没有症状的高血压患者发生脑血管病的几率是正常血压者的4倍。无论是收缩压还是舒张压升高，引发脑血管病的危险性都很大。收缩压＞150mmHg（19.4kPa）者，发生脑血管病的相对危险性是收缩压≤150mmHg者的28.8倍；而舒张压＞90mmHg（12.0kPa）者是舒张压≤90mmHg者的19倍。这些都充分说明，高血压是脑血管病的首要危险因素，是罪魁祸首。高血压引起脑血管病，主要是加速了脑动脉硬化。长期的高血压可导致小动脉管腔变硬、内膜增厚，当脑血管管腔狭窄或闭塞时，可使脑组织缺血、缺氧而发生脑血栓形成。高血压还可引起细小动脉壁透明样变性、纤维素样坏死，进而形成微小动脉瘤，当血压骤升时，这种已经变硬、脆弱的血管会发生破裂而导致脑出血。所以有效地控制血压，可明显地降低脑血管病的发病率。

故事链接

张大爷患高血压多年，他每过一两周就去街道社区卫生中心量一下血压，如果发现高了他就会让医生开些降压的西药来对付。其实他的血压一直没有得到很好的控制，只是他自己以为已经吃药了就放松了进一步检查治疗。有一段时间张大爷发现自己视线模糊，以为是上火了，就自己泡了点菊花茶清火，可是不管用，视物越来越模糊，并且还出现头痛。在家人的催促下来到医院检查，一查是眼底出血并且脑部也有小血管梗死。医生为他一查血压，竟为200/120mmHg，让他马上住院治疗。由于眼底出血偏多，一时清除不掉，所以虽住院多天视力仍然不能恢复。医生让他改服中药治疗3个月后，眼底瘀血渐渐清除，视力渐趋恢复，并且血压也从此降了下来。张大爷很开心，对人说，过去以为吃西药省事，降血压快，想不到事虽省了血压却降了又升，中药虽然煎起来麻烦吃起来苦，但却能根治高血压，挺管用。

血压正常为什么也会中风？

经常有人说自己血压不高，肯定不会发生中风，所以平时也不太注意防范。也有一些人中风后觉得很不理解，自己血压一直很正常为什么还会中风；或者不太相信，觉得会不会是医生诊断错了。

这些想法是不对的。因为就脑血管的病变而言，虽然高血压是一个非常重要的因素，但还有其他一些原因也会导致脑血管病变，比如脑血管的畸形，血管瘤的形成等，这些因素也可以诱发脑部血管破裂出血或梗死。

血压正常者发生的中风以缺血性中风为多见。虽然大多数缺血性中风发生在高血压伴有动脉硬化的患者身上，但也非绝对。血压正常者往往因长期血脂高引起脑动脉硬化、斑块形成，最终在某些因素影响下发生缺血梗死。所以说长期高胆固醇、高血脂的肥胖者，有中风家族史者以及糖尿病患者等，虽然血压不高，却隐藏着脑动脉血管硬化、斑块形成等病理因素，最终一旦血管堵塞超过 70%，就会发生中风。

血压过低也会引起脑中风吗？

高血压能导致脑血管病已经是一个常识了，但低血压也能引起脑血管病却往往被忽视。实际上，低血压引起的脑血管病并不少见。血压过低，不能使血管正常扩张，血液循环量减少，脑血管痉挛，使脑组织缺血、缺氧、梗死。另外，血管压力过低，管腔相对狭窄，血流相对缓慢，极易于导致血小板聚集，血黏度增高，从而促使脑血栓的形成。

一些人血压并不高，也没有高血压病史，睡前还是好好的，第二天清晨醒来时，却突然发生口眼歪斜、偏瘫和失语。这是怎么回事呢？主要是因为夜间睡眠时血压较白天低，血液中的血小板、胆固醇、甘油三酯及纤维蛋白容易沉积，血流缓慢，易出现脑供血不足，造成血管阻塞而发生脑血管病。

由此可见，血压偏低的人，特别是老年人，或者患有任何导致血压降低的疾病（如脱水、失血、心脏病等）的人，或者过量服用降压药物的人，尤其夜间，有发生缺血性脑血管病的可能。高血压患者在降压治疗时，也要注意降压不能过快过猛，以防发生缺血性脑血管病。

故事链接

张老师听说隔壁与自己同龄的林老伯因为“拉肚子”中风偏瘫了，心里既为他生病着急，又弄不明白“拉肚子”和中风有何关系，他只听说过高血压情绪激动会中风，却从未听说过“拉肚子”也会“拉”成中风，于是他赶到医院，一是看病人，一是要弄清原委。他对医生说，自己两天前也曾“拉肚子”，怎么就没事，为什么老林“拉肚子”就出事呢？医生告诉他主要是因为林老伯“拉肚子”后怕上医院，没有及时补充体液，以致后来发生脱水、血压低才中风了。

据国内外一些权威的医学统计资料表明，致命的脑血管意外大约有40%是由低血压所致。事实上低血压在临床上也屡见不鲜。一般把成年人的血压长期低于90/60mmHg定为低血压。60岁以上的老年人收缩压低于100mmHg，或低于基础血压20mmHg，诱发脑血管意外的可能性较大。

肥胖的人是否更容易“结缘”脑血管病？

许多肥胖者比较关心自己是否会得脑血管病。那么，什么样算肥胖呢？一个人的体重超过标准体重20%就称为肥胖。计算标准体重有一个简单的公式：标准体重（千克）＝身高（厘米）－105，如一个人的身高为165厘米，他的标准体重为165－105＝60千克。肥胖程度的界定为：体重超过标准体重25%～34%为轻度，超过标准体重35%～49%为中度，超过标准体重59%以上为重度。肥胖者发生脑血管病的几率比一般人高出40%，突然死亡率是一般人的1.86倍。

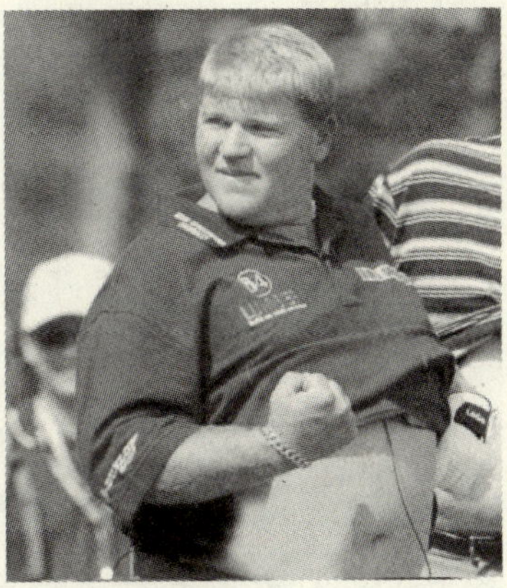

肥胖易中风

为什么肥胖者容易发生脑血管病呢？主要是因为肥胖者常伴有以下疾患：

- 肥胖者血中胆固醇、甘油三酯含量增高，高密度脂蛋白降低，容易发生动脉硬化。

◎ 肥胖者容易患糖尿病。肥胖者的胰岛细胞分泌的胰岛素相对不足，会造成饥饿感，使进食量增加，肥胖程度加重，进而使胰岛素的分泌相对不足更加严重，这一恶性循环的结果，最终导致发生糖尿病。糖尿病可使小动脉玻璃样变，引起高血压而导致脑血管病。

◎ 肥胖引起的另一个常见病是冠心病。由于身体肥胖，心脏负担加重，而堆积在心脏表面的脂肪会影响心脏搏动，加之血脂增高等诸因素形成冠心病。

◎ 肥胖还容易引起高血压，身体愈胖，愈易患高血压，不论是儿童或是成人，体重指数均与血压成正相关，而高血压是脑血管病的常见病因。

由此可见，肥胖不可轻视。

知识链接

据报道，分析1999年郑州市市直机关干部健康体检7 149人，其中体重正常组脑血管病发病率为0.35%，超重组脑血管病发病率为1.76%，肥胖组脑血管病发病率为1.48%。

美国研究人员2008年2月20日在医学会议上说，美国中年女性近年来中风几率增加数倍。研究人员认为，这与肥胖有关。报告说，1999年至2004年的联邦健康调查显示，35岁至54岁年龄段的中年女性中风几率接近2%，而在1988至1994的调查中，这一数据才略高于0.5%。

为什么说高血脂是脑血管病潜伏的"真凶"？

一般认为，血脂增高，可引起动脉粥样硬化，是脑梗死的危险因素。但近年来，也有人对喜欢食用海洋生物的人进行研究，发现尽管摄入了大量的脂肪饮食，但动脉硬化的发生率却较低，提出胆固醇并不像人们认为的那么可怕，适当摄入有益无害。那么，应该如何看待这一问题呢？只要真正认识了脂肪的生物特性，就不难找出答案。

血脂在血液中既可单独存在，也可与血中蛋白质结合在一起成为脂蛋白。血脂与 α 蛋白结合称为 α 脂蛋白；与 β 蛋白结合在一起称为 β 脂蛋白。因此，高脂血症又称高脂蛋白血症。脂蛋白按粒子大小分为极低密度脂蛋白、低密度脂蛋白和高密度脂蛋白三种。前两种脂蛋白粒子小，胆固醇和甘油三酯含量较高，容易在动脉内膜中浸润沉积，促使血管平滑肌细胞增生，造成动脉硬化。血液中这两种脂蛋白含量越高，动脉硬化的程度越重。相反，高密度脂蛋白粒子大，含胆固醇和甘油三酯较少，能将肝脏外组织中的胆固醇运到肝内，起到清除动脉血管内胆固醇的作用，这样就能降低血液中脂肪的浓度，不但不引起动脉硬化，反而有保护血管的作用。高密度脂蛋白下降，是脑梗死的易发因素。糖尿病和长期吸烟的人，就常有高密度脂蛋白下降的现象。以上现象提示人们，在饮食方面，既不能片面限制高脂肪的摄入，也不能过食肥甘厚味，要科学合理地安排饮食。

故事链接

刘开新是一位退休干部，身体有些偏胖，体检时发现血脂增高，有点脂肪肝。他的儿子在美国，听说老爸血脂高，特地从美国给他寄回两瓶深海鱼油。刘开新心中嘀咕：医生说我血中油脂偏多，让我少吃油，儿子却偏偏寄来“鱼油”药丸，还说这东西吃了能降血脂，我不相信！一天，他遇到他的医生朋友，谈起此事，医生朋友告诉他油脂分为饱和脂肪酸和不饱和脂肪酸两种，饱和脂肪酸吃多了人的血脂会升高，会得脂肪肝，动物内脏中的脂肪大多数是饱和脂肪酸，而鱼油和葵花籽、玉米、芝麻、茶籽中含的油多为不饱和脂肪酸，这种油吃了能溶解脂肪，把血脂带走。打个比方：就像一般油脂和汽油一样，虽然都是油脂，而汽油却能把油脂溶解清除掉。刘开新服用儿子给买的深海鱼油一段时间后，一查血脂果然降了。刘开新就把他的“心得”告诉他的不少老同事，劝他们要吃鱼油，可是有的人照他说的办了，服后却出现腹泻，时间久了人变得消瘦起来。刘开新带着这个问题特地去问他的医生朋友，朋友告诉他：深海鱼油虽可降血脂，但由于人的体质不同，耐受性差的人却不能接受，这类人如果血脂高不一定要吃深海鱼油，可以让他服卵磷脂试试，卵磷脂也是血液中的清道夫，能够溶解、清除血脂。

心脏病患者为什么是脑血管病的“候选人”？

冠心病患者发生脑梗死的几率比无冠心病者高5倍。右心室肥厚的病人，发生脑梗死的几率比无此病者高9倍。此外，风湿性心脏病、亚急性心内膜炎、细菌性心内膜炎、病毒性心肌病、心房纤颤、心力衰竭等心脏病，都能增加脑血管病的发生率。

由心脏病引起脑血管病，主要通过两个途径。

一是心脏自身的病变，或心脏瓣膜、心室壁及心室腔内的栓子进入血液循环，阻塞了脑部血管造成脑栓塞。如风湿性心脏病是造成脑栓塞的主要原因，占40%～90%，且容易复发，这是因为心脏中的栓子反复脱落进入血液循环阻塞了脑部血管。此外，亚急性心内膜炎、病毒性心肌病等患者，心脏壁上的栓子脱落，随血液流动，进入大脑，阻塞了较细的脑血管，也容易发生脑栓塞。心房纤颤病人发生脑血管病的危险性更大。这种病人心房内易形成栓子，一旦脱落即造成脑栓塞。

二是由于严重的冠心病、心功能不全等，导致心脏输出量减少，脑灌注不足，脑部缺血，发生脑血栓形成。冠心病引起脑血管病的病因，主要是由于冠状动脉硬化，心脏缺血而导致输出量减少，脑部血液相对不足，造成脑缺氧和缺血,形成脑血栓。充血性心力衰竭病人则是由于心排出量减少,脑灌注量降低,血液瘀滞,容易形成血栓而发生缺血性脑血管病。

总之,心脏病是易引起脑血管病的重要原因,不容忽视。

故事链接

马大伯患有高血压、心房纤颤,长期服药,平常也没什么不舒服,却突然中风偏瘫了。到了医院检查后,医生说是因为心脏病、心房纤颤的关系。心脏病、心房纤颤与脑血管病有关系吗?

答案是肯定的。

脑血管病是我国的一个十分重要的医学和社会学问题,它给患者、家庭和社会带来了沉重的精神和经济负担。据国内外文献报道,10% ~20%的脑梗死发生于房颤病人。根据 Framingham 研究,房颤病人发生脑血管病的危险性是正常人的5倍。高血压和冠心病所致非瓣膜病性房颤已成为房颤的主要原因。非瓣膜病性房颤在很大程度上是一种老年疾病,发病率随年龄递增,55~64岁为3.79%,80岁以上可达10%。正常心脏的搏动是由窦房结发出指令的。房颤是由于多种原因导致心脏受损,心脏正常指令不能很好下达,为了自救就自发在心房部位产生多个指挥中心,这样心脏的搏动就乱了,出现大、小、快、慢不一。血液就不能很好地灌注全身。脑部血管不能得到充足的血液供应就会出现脑血管病,这就是为什么房颤易引发脑血管病的道理。

糖尿病患者为什么容易发生脑血管病?

糖尿病易引起脑血管病,有10% ~30%的脑血管病患者患有糖尿病。有糖尿病者患缺血性脑血管病的几率是一般人的2.8倍。脑血管病已成为糖尿病患者死亡的主要慢性并发症,死亡率高达12% ~28%。

什么原因使得糖尿病和脑血管病的关系那么密切呢？因为糖尿病是一种以糖代谢紊乱为主要表现的内分泌性疾病。主要是患者的胰岛B细胞分泌胰岛素绝对或相对不足，引起糖、脂肪和蛋白质代谢紊乱，不但可使血糖增高，而且还会使葡萄糖转化为脂肪，形成高脂血症，加速了糖尿病患者的动脉粥样硬化。糖尿病患者动脉粥样硬化的发生率是正常人的10倍，并且发生年龄早，进展快。病变主要发生于脑动脉、冠状动脉和下肢动脉。由于动脉粥样硬化，动脉弹性变差，动脉内膜粗糙，造成血小板在动脉壁上附着，所以，容易发生脑血栓形成。

糖尿病患者的血液黏度增高，也是一个重要因素。糖尿病患者血脂增高，红细胞异常，血小板黏附性、聚集性增强，加上小便量增多引起体内脱水等，均可造成血液黏度增高，使微血管内血流不畅或栓塞。

此外，糖尿病患者激素调节功能异常，生长激素增多，使血小板聚集性、黏附性增强，胰高血糖素增多，纤维蛋白原增加，血液黏度增高，血流减慢，这些均易导致脑血栓形成。

综上所述，糖尿病是发生脑血管病的主要因素。

故事链接

不到60岁的邵先生，原本身体硬朗，但半年前突发中风，经过治疗现在总算已有好转。当时刚住院时，医生告诉他说，他的中风是因糖尿病而引起的，如果能够早期发现，控制血糖，就可以避免中风的发生，不至于出现现在这样的后果。当时，邵先生感到不可思议，因为从来不知道自己有糖尿病。

不少糖尿病患者都有着和邵先生一样的经历，不知道自己有糖尿病，而是等到出现中风，到医院检查治疗才知道自己已经患上了糖尿病。

医生提醒说，糖尿病患者患中风的几率是健康人群的3倍！定期检测血糖，一方面能及时发现是否患糖尿病，另一方面也能减少引发中风等并发症的几率。所以说,定期检测血糖是预防中风的一大方法。

知识链接

据报道,2002年脑血管病为我国城市居民的第二位死因,在农村则居于首位。糖尿病患者脑血管病发生率较非糖尿病者明显增高,女性尤甚。Framingham研究结果表明,45~74岁糖尿病患者脑梗死发生率较非糖尿病者男性高2.5倍,女性高3.7倍;而且,糖尿病患者各年龄段缺血性脑卒中的发生率均高于非糖尿病者。

据报道,南京卒中注册研究中心设在南京军区南京总医院神经内科,从卒中注册数据库提取3 000例中风患者资料表明,约有20%的脑血管病患者是糖尿病患者。为什么糖尿病患者易中风?南京军区总院神经内科主任、卒中注册研究中心刘新峰教授指出,糖尿病患者动脉粥样硬化的发生率较普通人群高5倍以上,发生动脉粥样硬化的时间比普通人早,程度亦较严重,病变动脉更为广泛;其次,糖尿病除了易引起动脉血管硬化外,还极易导致血液黏稠度增加,而动脉硬化和血液黏稠度增加正是引起中风的首要原因。

血小板异常对脑血管病有何不良影响?

血小板聚集性增高是缺血性脑血管病发病的重要因素,血小板聚集性越高,脑组织损害越严重,症状也越明显。当高血压患者的血小板聚集性增高时,常可导致短暂性脑缺血发作或脑血栓形成。因此,对长期患有高血压病、糖尿病及动脉硬化等的中风易患者,应测定血细胞聚集性,以了解其病情,及早地发现脑血管病先兆。

在正常生理条件下,血液循环中的血小板不发生黏附与聚集,但在高血压、动脉硬化时血管内膜容易损伤，血管内膜下的胶原、基底膜暴露，易发生血小板黏附。另外，由于高血压患者的血液流速比一般人急，因此在血流急的血管部位，血管内膜受损机会更多，一旦有裂隙，血小板就发生黏附、聚集反应，以致血栓形成。

血小板聚集性增高是短暂性脑缺血发作和脑血栓形成的基础，亦是脑血管病的危险信号。

血黏度增高一定会得缺血性脑血管病吗？

血黏度是血液流变学中对血液状态的一种描述，而血液流变学的主要研究内容是血液的流动性、黏滞性、凝聚性及凝固性等，检查的内容包括红细胞压积、全血黏度、血浆黏度、红细胞电泳时间、血脂、血浆纤维蛋白原等。高黏血症（或称高黏滞血症）是由于一种或几种血液黏稠因子升高，使血液过度黏稠、血流缓慢，造成以血液流变学参数异常为特点的临床病理综合征。

通俗地讲，血液黏稠的原因其一是由于血液中红细胞聚集成串，丧失应有的间隙和距离；其二是由于血液中红细胞在通过微小毛细血管时的变形能力下降。所谓变形能力就如同人直着身子通不过低矮弯曲的山洞，但是如把身体弯下来并伸长腰部就能过去的道理一样。红细胞变形能力低下了就不具备这种改变形状的能力，这样血液通过较细的管道时必然受阻。其三是血浆黏稠度增加。这就如同河里长满了水草，船必定较在没有水草的水中行走迟缓。这些综合起来就是血液变黏稠的道理。

那么怎样知道自己血液有没有变稠呢？虽然血稠一般感觉不到，但还是有一些“蛛丝马迹”可寻。例如：晨起头晕，不清醒，思维迟钝，一般要待吃过早餐后，头脑才逐渐变得清醒；午餐后犯困，需要睡一会儿，否则整个下午都无精打采;而晚餐后精神状态特别好;蹲着干活气喘;经常视力模糊等,都可能是血液变稠了,流速减慢所导致的。如果中老年人出现上述症状,应疑及血稠,最好到医院做有关血液流变学检查,以便明确诊断。

血液流变学的检验,对于脑血管病的诊断、治疗效果的观察及预后好坏有重要参考作用,多数脑血管病患者的血液流变学各项指标都有明显的异常。缺血性脑血管病患者的血液流变学检查结果总体平均值比正常人明显增高,且随着病情的加重或好转,血液流变学的化验值也相应地变化。出血性脑血管病患者除红细胞压积和全血比黏度可下降外,其余各项血液流变学化验值与缺血性脑血管病患者相仿。患高血压病的老年人,当检查出有 4 ~8 项血液流变学值异常时,有的可在 1 周至 2 个月内发生缺血性脑血管病。

颈椎病患者为什么容易发生脑血管病?

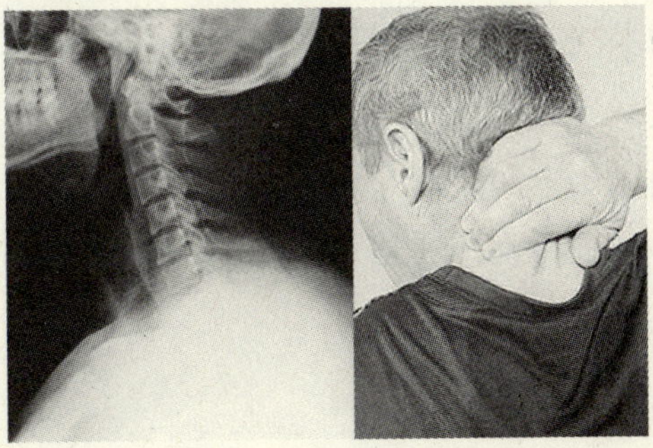

颈椎病易诱发脑血管病

颈椎的横突孔中穿行着椎动脉,而椎动脉是脑部血供的一个重要部分。在正常情况下,人低头时颈椎趋向前屈,仰头时颈椎趋于后伸,颈椎通过颈部的活动而发生变位。这种变位运动不会使椎体出现前后错动,因为椎间盘富有弹性,并有调节椎体活动变位的功能。随着年龄的增长,颈部肌肉韧带劳损、退化,固定关节的力量和功能减弱,在低头或仰头时,颈部关节失稳、摆动和错位,必然会刺激在颈椎横突孔中穿行的椎动脉，使它产生痉挛、收缩或折曲变形，进而发生管道不畅，造成脑部供血不足。另外，由于椎间盘的纤维环附着在锥体边缘，颈椎的错动还会使纤维环反复牵拉、刺激椎体边缘，而发生骨质增生。骨质增生压迫椎动脉，引起椎动脉狭窄或痉挛，同样会造成脑血流不足。因此，临床上会出现头晕、恶心、呕吐、视力模糊、耳鸣，甚至在行走时突然跌倒等症状。颈椎病多发生于中老年人，而中老年人又多伴有脑动脉硬化，这样脑血管中的血流速度会更慢，血栓形成的机会增多，容易诱发脑血管病。所以，患有颈椎病的人，头部转动过快过猛，就可能会发生脑血管病。

故事链接

张大爷在早锻炼时突然头晕目眩，不能走路，被送到医院。医生告诉他可能是脑供血不足，张大爷不服气，觉得只是他的颈椎病又犯了。那么颈椎病会不会引起脑血管病呢？答复是肯定的。颈椎病是颈椎椎间盘退行性改变及其所引起的临床症状，属骨科范畴，急性脑血管病是一类神经内科疾病，但二者有密切联系。从心脏泵出的血有很大一部分经颈动脉进入大脑。人之所以能够维持正常的思维、反应灵敏、眼睛能看清楚东西、耳朵听觉灵敏、大脑能正常抑制或兴奋，都与脑部血流能够得到及时充足供应有关。而颈椎正是颈动脉所通过的地方，颈椎骨质增生或生理弯曲度改变都会压迫颈动脉，影响给大脑的供血，所以颈椎病极易导致脑血管病。

据有关统计，全国每年近100万脑血管病人中，26%是因颈椎病而诱发。这是由于椎基底动脉受压，造成脑供血不足，长期维持这种状态，就会出现头晕、手足麻木、走路不稳，甚至发生脑血栓、脑梗死，有些病人因此导致偏瘫。如及时治疗颈椎病，就不会恶化为中风偏瘫等严重后果。

口服避孕药和脑血管病也有关吗?

早期人们不知道什么药能避孕,雌激素被发现后,人们偶然发现服用雌激素可抑制排卵,于是不想生孩子的人就服雌激素来避孕。用了以后发现,雌激素虽可避孕,但副作用很多,于是人们又进一步寻找,发现在雌激素"家族"中类似雌激素的一些"姐妹"同样可以避孕,但副作用较雌激素为小,于是就将其选为现在服用的避孕药。避孕药虽不是地道的雌激素,但由于是雌激素的"姐妹",仍具有雌激素的一些特性,雌激素对人的一些副作用在避孕药上一样存在,只不过较雌激素小一点或缓一点罢了。所以说口服避孕药仍有副作用。那么这种副作用体现在哪些方面呢?主要是使妇女内分泌机能失调,体内性激素紊乱,其次就是会增加脑血管病发生的危险性。据统计,35 岁以上妇女,尤其是吸烟者,服避孕药的人,患心肌梗死的危险性是非服药者的 3~4 倍,脑血管病的发病率与口服避孕药中的雌激素含量成正比。

为什么口服避孕药与脑血管病的关系这样密切呢?

一是,避孕药可能引起血压增高。妇女服用复方雌激素避孕药 2~5 年,血压升高的几率比不服药者高 2.6~5 倍。有的人服药 6 个月即引起血压升高,发生率平均在 5% 左右,甚至高达 17%。

二是,避孕药中的雌激素可使凝血因子、血小板及纤维蛋白含量增高,抗凝血素减少,全血黏度增加,血流缓慢,进而发生脑梗死。

三是,避孕药中的甾体类激素可影响脂肪和糖代谢,引起甘油三酯、胆固醇含量增高,这些都可促使脑动脉硬化和脑梗死发生。

所以目前避孕最佳的方法是男性用避孕套。口服避孕药只有在不得已的情况下才能偶尔使用。不提倡长期使用避孕药,因为长期使用避孕药不仅有上述副作用，有时还容易诱发癌症。虽然有人说我国目前生产的避孕药雌激素的含量都较低，对绝大多数人来说危险性不大，但对于患有高血压、糖尿病、偏头痛、高脂血症等的妇女，最好还是不服避孕药为好。

哪些慢性病可以引起缺血性脑血管病？

在缺血性脑血管病的病因中除颅内、外动脉粥样硬化外，还有以下几方面的原因：

- 感染及非感染所引起的动脉病，如变态反应性肉芽肿性动脉炎、钩端螺旋体病、红斑狼疮、结节性多动脉炎、淀粉样变性动脉病等。它们均可引起血管壁的显著炎症病变，使管壁粗糙或被破坏，管腔狭窄，进而引起颅内及全身动脉的多发动脉瘤形成、血栓形成和梗死。

- 伴发偏头痛、蛛网膜下腔出血、脑动脉造影等所致血管痉挛。异物刺激（如血液、造影剂等）可引起局部血管的痉挛性收缩，其结果也可引起脑组织的缺血、坏死。

- 引起血液黏滞性或凝固性增强的疾病，如红细胞增多症、骨髓增生综合征、异常球蛋白血症等，均可以引起血液黏滞性增强；而血栓性血小板减少性紫癜、妊娠血小板增多症、狼疮抗凝物质的存在、肾病综合征等可引起血小板凝固性增强。

另外，引起脑栓塞的栓子的来源又有很多，如心脏瓣膜病、心脏纤颤、急性心肌梗死、心肌病等引起的心源性栓子脱落等；先天性心脏病，如肺动静脉畸形、卵圆孔未闭伴分流、肺静脉栓子形成则引起逆行性栓塞。

颈内动脉斑块形成和脑血管病有关吗?

颈内动脉是人体较粗大的血管,直接向脑组织供应血和氧。如果颈内动脉的血管壁上有斑块形成,就是颈内动脉粥样硬化,它是全身性大、中动脉退行性、增生性病变在局部的表现。有斑块形成的血管使血液在流通时不顺畅,进而就可能造成脑组织缺血、缺氧,病人常感头晕、目眩、记忆力差、思维力明显下降。如果颈内动脉有粥样斑块脱落,并随血流而阻塞动脉血管,就会造成脑梗死,出现语言不清、瘫痪等症状,甚至威胁生命。所以说颈内动脉斑块形成和脑血管病有着非常重要的联系,并且这种情况常发生在"三高",即高血压、高血脂、高血糖人群中,老人多于年轻人。由于颈内动脉斑块形成往往没有任何症状,人们都会掉以轻心,以至于造成较严重的后果。

打呼噜也会引发脑血管病吗?

尽管打呼噜是许多人的常见现象,然而,严重的打呼噜并不只是因声响干扰其他人,还会增加脑中风的危险。

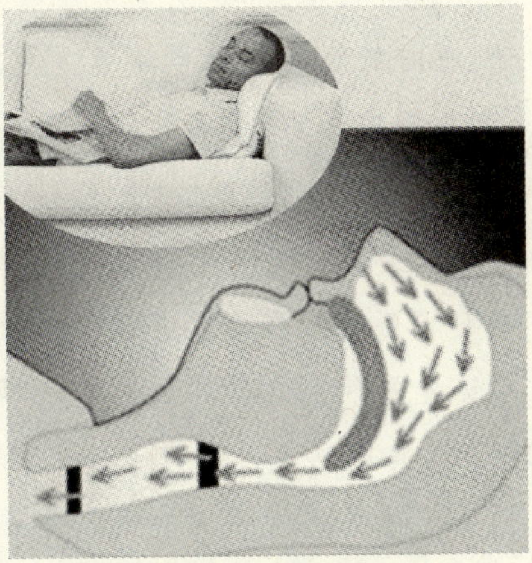

打呼噜易引发脑血管病

最近国际上一项新研究表明:睡眠不正常的人脑血管意外的危险会增加。经常打呼噜的人,夜间睡眠超过 8 小时的人和白天昏昏欲睡的人,发病危险增大。出现这种情况可能与呼吸暂停有关。所谓呼吸暂停,目前已是一种病症,叫做睡眠呼吸暂停综合征。这类患者在处于睡眠状态时呼吸会停止较长一段时间,从而导致大脑的氧气供应量减少而加重脑缺氧,有的人甚至会被憋醒而喘气呼吸。据统计,有10%的成年人受累于呼吸暂停症。

打呼噜可能是引发中风的一个危险性因素,因为接近40%的中风发生在患者熟睡时或醒后1小时内。因此,医学界怀疑严重的打呼噜现象和中风之间可能会有密切的联系。

专家指出,如果患者夜间打鼾200~400次,那么他的血压就会明显地升高,而高血压是引发中风的已知危险因素之一。另外,脑缺氧也会诱发脑血管病。越来越多的证据表明,要防止中风的发生,重要的是保证晚间睡眠良好。

故事链接

彭栋才今年42岁,是某县的一个处级干部。他的工作是负责招商,平日接待的人都是客商,日日宴请不断。由于他饮食、喝酒没有节制,身体渐渐胖了起来。他发觉自己胖了就按广告去买了一些减肥药吃。虽然广告上说得很神,可是吃下去不管用,而且身体越来越胖。人胖了则容易睡觉,有时听报告他也会睡着。一次他喝酒后回家,老婆发现他睡觉不对劲,先是鼾声如雷,突然"雷声"停了,老婆一看丈夫停止喘气约有1分钟,慌忙上前把他推醒,这时彭栋才才长吐一口气,眼睁开望了一下又呼噜起来。第二天老婆对他讲:"你赶快去看病,夜里气喘喘停停,这样真吓死人。"彭栋才在老婆多次督促下来到上海某大医院呼吸科进行检查,医生让他先带上仪器在医院住一夜。第二天结果出来了,一夜呼吸骤停10余次,最长一次大约有一分半钟,医生让他立即开刀治疗,否则有猝死的危险。彭栋才问手术有无副作用,医生说手术后呼噜可能暂时不打了,但异物或饭菜呛到喉里,自己也感觉不到了。彭栋才问除了手术还有没有别的办法，医生说还有就是在鼻子上装上一个呼吸治疗仪，价格需两万元左右。彭栋才一听价钱这么贵，手术治疗又有副作用，决定去找中医看一看。中医首先为他减肥，彭栋才原是身高一米六八，体重达80千克的人，吃了两个月中药后，体重变为76千克，呼噜声也由大变小了，原有的“三高”(高血脂、高血压、高血糖)也全部转为正常。

祖国传统医学对中风的病因是如何认识的？

自《黄帝内经》人们就认识到中风的发生与体质、饮食有密切的关系，如《素问·通评虚实论》篇明确指出：“……仆击，偏枯萎厥，气满发逆，肥贵人，则膏粱之疾也。”(肥贵人就是体胖而地位高的人；膏粱就是肥厚一类食物；膏粱之疾就是多食肥厚食物导致的疾病。)

汉代的张仲景对中风也有很多论述，唐代以后诸多医学名家又就中风的发病原因进行了深入的探讨。唐宋以前大多认为中风是内虚邪中，中风的病因为“外风”所为；唐宋以后则以“内风”立论为主。这是中风病因学上的一大转折，尤其到金、元时代，祖国医学得到了很大的发展，关于中风的病因，认为多系阴阳失于和调，阴虚而致肝阳上亢，火盛化风，气血上逆，痰湿阻窍而成。

内因

● 年龄。《黄帝内经·素问·上古天真论》云：女子“六七，三阳脉衰于上，面皆焦，发始白……”，男子“五八，肾气衰，发堕齿槁……”。可见，年龄在40岁以上者，肾气渐衰，正气不足，易发中风之疾。

● 体质。中医认为：“肥人多痰”又称“肥人多气虚”，痰多则壅遏经脉；气虚则血乏推动之力，故凡体形肥胖兼内脏亏虚、体弱多病者更易发生中风之疾。

外因

◉ 气候变化。气候变化能诱发中风病的发生。如入冬骤冷，寒邪入侵，可影响血脉运行，发为本病，即《素问·调经论》所谓“寒独留，则血凝泣，凝则脉不通……”。又如早春骤然转暖之时，正值厥阴风木主令，内应于肝，风阳暗动，亦可导致本病发生。

◉ 劳逸过度。过劳过逸多能使气血、肌肉、筋骨失其生理常态，形神失养，以致阴血暗耗，虚阳化风，扰动为患，或由于纵欲伤神，水亏于下，火旺于上，发为本病。

◉ 饮食不节。过食肥甘醇酒之人，易导致脾胃运化失调，聚湿生痰，痰瘀壅阻经脉或痰郁化热，引动肝风，夹痰上扰，蒙蔽清窍，可致病发。

◉ 情志失度。五志过极，皆可化火，心火、肝火暴甚，均可化生内风，发为卒中。

◉ 外伤。意外头颅损伤，如车祸、刀伤等，可使局部气滞血瘀，经络不通，气血运行不畅，发为本病。

总之，中风之发生主要因素在于：体质虚损、饮食失节、七情失调、内伤积损、房事过度、气候变化等诱因导致心火暴盛、湿痰化热生风、肝阳化风、气血瘀滞而发病。

怎样知道被脑血管病盯上了

脑血管病能预测吗?

前些年各种各样的中风预报仪风靡一时,但很快人们便发现预报仪并不能掌握中风的“踪迹”。一些被中风预报仪判定为“安全”的人,预测后不久发生了偏瘫;另一些没有什么异常的人被冠以“危险”的帽子。

当时流行的中风预报主要使用两种手段。一种是抽血,化验血液流变学,然后把这些数据输入计算机,得出结论。另一种是根据指脉仪或微循环测定进行预报。发明这种仪器的人中没有真正的脑血管病专家,这些预测片面强调了某些脑血管病的危险因素,而且这些因素并非主要的危险因素,因此预测结果不会准确。

虽然目前不能用现有的技术对脑血管病作出短期预报,但是可以根据中风危险因素知识作出长期预测。这种预测并非确定一个人一定会或不会患脑血管病,而是告诉此人 10 年内患脑血管病的几率,当危险因素被控制和治疗后,这种几率会随之下降。当了解中风的危险因素后,就可以结合自己的具体情况,评价自己是否可能发生中风,同时可根据对中风危险因素的分析,在医生指导下,采取必要的防治措施。

脑血管病有哪些先兆?

急性脑血管病虽然起病急骤,但很多病人在发病前几小时或1~2天,甚至更长时间,就已经显露出一些"蛛丝马迹",平时我们把这些症状叫做"中风先兆",医学上也称前驱症状或前驱症候群。这时如能及时识别,并进行积极有效的干预治疗,多能使病人转危为安,把脑血管病扼杀在萌芽状态。

中风先兆可分为近期先兆及远期先兆两种。

远期先兆一般常见的有:头痛、眩晕或头昏,记忆力减退、健忘、肢体麻木(特别是手指麻木),头摇、口角搧动、下眼睑跳动、不明原因的鼻出血等。

近期先兆常见有以下十种:

- 头晕、头痛突然加重,或由间断性头痛变为持续性剧烈头痛。
- 肢体麻木或半侧面部麻木、舌麻、口唇发麻。
- 突然一侧肢体活动暂时性的不灵便或无力。
- 短暂的讲话不清。
- 突然跌倒,或伴有短时神志不清。
- 个性突然改变为沉默寡言、淡漠,或急躁多语、烦躁不安,或出现短暂的判断或智力障碍。
- 嗜睡。
- 突然眼前发黑或视物模糊,或看东西双影、一半视野看不见,或视物变形、变色。
- 出现恶心、呕吐,血压波动并伴有头晕、眼花等症状。
- 鼻出血,特别是频繁性出血,常为高血压脑出血的近期先兆。

上述这些先兆症状并无特异性，即还有很多其他疾病也可出现类似症状，但只要有先兆症状出现，就很有可能是警报，要特别警惕。因此出现这些症状时，需要及时请医生给予诊断和治疗，千万不要粗心大意或不在乎，以免错失良机。

故事链接

退休工人陈老伯虽然78岁了，但看上去身体很硬朗，只是偶尔有点头晕、头疼，稍微休息一会儿就又精神抖擞了，平时极少去医院。最近几天天气转冷，头痛有点加重，以为老毛病又犯了，就吃点头痛药休息了。一天，他半夜起床上厕所，突然昏倒在地，手脚抽搐不停。家人见状，急忙打“120”将他送至医院。经诊断，陈老伯患了脑干多发性栓塞，虽经抢救而脱离危险，但还是一直处于昏迷状态，复原的希望非常渺茫。医院病区神经科主任告诉家属，像陈老伯这样自以为身体好、平时不愿去医院检查的老人家，很可能早已埋下了脑血管疾病的隐患，一旦发病，后果会比一般老人更为严重。家属也非常自责，后悔平时没有多关心老人的身体，后悔没有及时带老人到医院检查。

什么样的肢体发麻要当心脑血管病？

所谓的脑血管病先兆出现的肢体发麻症状，是指在无其他因素刺激的情况下，自己感觉到肢体麻木的一种异常的感觉。

人的大脑中有专门主管人体感觉功能的感觉中枢，左侧大脑半球的感觉中枢主管人体右侧的感觉功能；右侧大脑半球的感觉中枢主管人体左侧的感觉功能。

当高血压、脑动脉硬化等一些病变发展到一定程度时，就会使得大脑血液的循环发生障碍或脑供血不足。这些敏感的变化会影响到大脑，刺激大脑皮层的感觉中枢，使大脑产生对侧肢体异常的感觉，如阵发性的发麻感，或像蚂蚁在爬行的感觉以及烧灼样感觉，等等。

随着高血压、脑动脉硬化等病变继续发展，脑血液循环障碍更加严重，造成脑出血或脑组织缺血、缺氧等破坏性病灶时，便会严重影响感觉中枢，发生对侧肢体、面部等感觉减退或丧失。从肢体发麻到肢体感觉功能减退，反映了高血压、脑动脉硬化病理改变由轻到重的发展过程。

因此，高血压、脑动脉硬化患者一旦出现肢体发麻或同时出现面部麻木、舌麻、口唇发麻等感觉异常，则预示着高血压、脑动脉硬化的存在和已发展到一定严重程度，成为脑血管病的先兆。

据有关材料报道，在众多的脑血管病先兆中，肢体麻木等感觉异常占第二位，仅次于头晕。但是，肢体发麻症状还与血管收缩、精神紧张等因素有关，也与某些其他疾病（如颈椎病等）有关。所以，当出现肢体麻木感时既不要紧张不安，也不能掉以轻心，应及时进行全面检查，明确原因，再进一步对症治疗。

为什么头痛突然加剧要当心脑血管病？

头痛是临床上最常见的症状之一，因此也常常被人们所忽略。而脑血管病患者在发生脑血管病前大多有高血压、动脉硬化的病史，一般常有长期慢性头痛的症状。脑血管病发病前夕或发生脑血管病时，部分病人可出现剧烈头痛。所以如果高血压、动脉硬化患者突然头痛加剧或剧烈头痛伴发呕吐，常

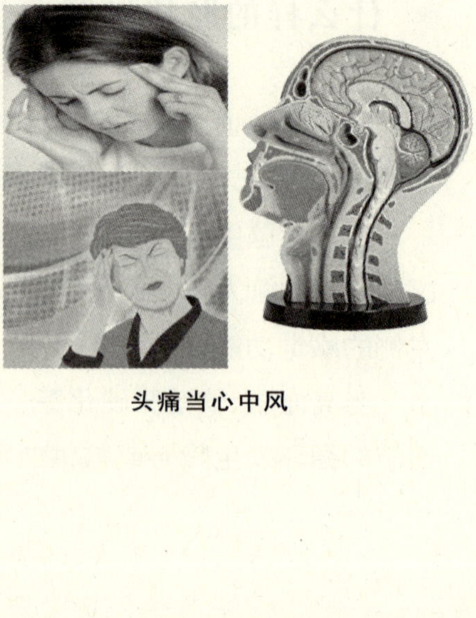

头痛当心中风

为脑血管病的先兆。

由于引起头痛的原因极为复杂，许多疾病都可发生头痛症状。因此，凡出现头痛症状，特别是以头痛为主要症状或剧烈头痛者，一定要重视和警惕，务必及时到医院进行检查，明确头痛的诱因，以便进行正确的治疗，也可尽早发现是否有潜在的脑血管病。

如何区分脑梗死和脑出血？

脑出血和脑梗死两者病性不同，一般情况下可根据病史发病的特点和症状作出初步的判断。

- 脑出血病人多有高血压和脑动脉硬化病史，而脑梗死病人多有短暂性脑缺血发作或心脏病史。

- 脑出血多在情绪激动或用力的情况下发病，脑梗死多在安静休息时发病。

- 脑出血发病急、进展快，常在数小时内达高峰，发病前多无先兆。而脑梗死进展缓慢，常在 1～2 天后逐渐加重，发病前常有短暂性脑缺血发作病史。

- 脑出血病人发病后常有头痛、呕吐、颈项强直等颅内压增高的症状，血压亦高，意识障碍重。脑梗死发病时血压多较正常，亦无头痛、呕吐等症状，神志清醒。

- 脑出血病人中枢性呼吸障碍多见，瞳孔常不对称，或双侧瞳孔缩小，眼球同向偏视、浮动。脑梗死病人中枢性呼吸障碍少见，两侧瞳孔对称，眼球少见偏视、浮动。

以上是典型的情况，有些病人特别是轻度脑出血病人临床症状轻，与脑梗死相似，两者难以鉴别。而大面积脑梗死病人出现颅内压增高、意识障碍时，也酷似脑出血，不能认为仅仅通过上述几点就可以作出明确的诊断，而必须通过进一步检查才能确诊。如腰穿脑脊液检查，脑出血病人脑脊液压力高，多为血性，而脑梗死病人脑脊液压力不高，清晰无血。脑出血的 CT 表现为高密度阴影，而脑梗死表现为低密度阴影，两者截然不同。

有了"老年环"就与脑血管病扯上关系了吗？

"老年环"就是有些老年人在眼球角膜边缘出现一圈灰白色的环状痕迹，好似包绕黑眼珠的"环"。

有了"老年环"眼睛既不痛也不痒，视力也不受影响，更没有其他异常感觉。一般人们多把这种"老年环"看做是人体衰老的一种常见现象，是老年性生理衰退性改变。但近年来医学研究表明，"老年环"与脑动脉硬化有着密切关系。

医学研究认为，"老年环"是过氧化脂质沉积所致。人的眼睛的角膜是透明的组织，本身并无血管，主要靠周边白眼珠（巩膜）血管网供给水分和营养。如果供给的水分和营养混有较多的异常物质，则难于吸收，且"有来无回"地滞留下来。角膜是异常物质易于沉积的部位，当血液中的脂质（如中性脂肪、胆固醇等）增加时，供给角膜的过多脂质被过氧化，便沉积在角膜的周围形成灰白色的"环"。

研究发现，出现"老年环"的人几乎都有不同程度的脑动脉硬化；而患有脑动脉硬化的老年人绝大多数有"老年环"。因此，有关专家认为，"老年环"是老年人脑动脉硬化的征兆。脑动脉硬化是严重威胁老年人健康的疾病，由此引起的脑血栓、脑溢血、脑梗死等脑血管意外的发生率和死亡率都相当高。所以老年人一旦发现角膜边缘出现"老年环"，切不可因为不痛不痒而等闲视之,应尽早检查。

脑血管病有哪些主要症状?

脑血管病因病变部位、范围和性质不同,临床表现也有差异,其主要症状有:

- 头痛。脑出血患者,由于血液直接刺激脑膜和脑,大部分有剧烈头痛。特点是开始时疼痛位于病侧,当颅内压增高或血液流入蛛网膜下腔时,可出现全头痛。短暂性脑缺血发作和脑梗死头痛多较轻微,但大面积脑梗死合并颅内压增高时,也可出现剧烈头痛。

- 呕吐。呕吐是脑血管病的常见症状,特别是出血性脑血管病,如蛛网膜下腔出血常为喷射性呕吐。脑出血时颅内压增高,呕吐和头痛均加剧。缺血性脑血管病发生呕吐者较少见,但大面积脑梗死合并颅内压增高时,也可引起呕吐。

- 意识障碍。意识障碍是脑部受到严重而广泛损害的结果。大部分脑出血病人可出现意识障碍。除少部分轻型脑出血病人意识可保持清醒外,脑干出血和小脑出血病人意识障碍都比较严重;脑室出血病人可迅速出现昏迷;蛛网膜下腔出血病人意识障碍程度较轻。脑梗死病人较少出现意识障碍,而大面积脑梗死病人多伴有意识障碍。

- 偏瘫。偏瘫是指一侧上下肢及同侧舌和面部肌肉的运动障碍。不论大脑半球哪一侧出现病变,都会导致病变对侧偏瘫,按其程度轻重可分为不完全瘫和完全瘫。

- 失语。为优势半球大脑皮层语言中枢受损所致。根据损害部位和临床表现有多种不同分类:运动性失语患者丧失了语言表达能力,不会说话,但能理解别人讲话的意思,可用手势或点头等回答问话;感觉性失语患者听不懂别人讲话的意思，但这种病人由于语言运动中枢完好，所以能够说话，而且说起话来快而流利，但与人对话则是答非所问；混合性失语患者既有运动性失语，又有感觉性失语，自己不会说话，又不理解别人讲话的内容；命名性失语患者能讲话，也能理解别人的话，能说出物品的性质和用途，但却又叫不出物品的名称。

蛛网膜下腔出血有哪些表现？

蛛网膜下腔出血多因脑血管异常所致，是最常见的脑血管意外之一。本病见于各年龄段，有人统计过，最小为3岁，最大为94岁，但以30~40岁最多见。

头痛、脑膜刺激征、血性脑脊液是蛛网膜下腔出血的“三连症”。

本病一般发病都很突然，通常在用力或情绪激动的情况下发生剧烈头痛。患者发病前常有长期的偏头痛、抽搐、高血压或动脉硬化等病史，多数患者发病前有头痛、复视、眼睑下垂等表现。有的患者也可以没有任何症状。

起病后有剧烈头痛，尤以顶枕部为显著，可发展到头前部及眼部，低头时加重，头痛可持续1~2周，并多伴有频繁的呕吐。

患者发病后颈项强直，表现出明显的脑膜刺激征。为了缓解疼痛，患者喜欢采取卷曲侧卧位。一般情况下神志清楚，少数患者出现嗜睡、烦躁不安、精神错乱及癫痫样发作。一般无偏瘫、失语表现。

腰椎穿刺时，可看到均匀的血性脑脊液，且脑脊液压力增高。

本病死亡率较高，重症可有脑水肿、高颅压症状，甚至造成脑疝，导致突然呼吸停止而死亡。10%~50%的患者死于首次发作，而20%的病人经抢救保住性命之后，虽然一般不留后遗症，却有反复再出血的可能。

值得注意的是，有少数病人在发病初期表现为行为的改变，如易怒、自私、无所畏惧等。如果发生在酒后的话，那么头痛、呕吐、易怒、无所畏惧等现象都可能被当作酒醉引起的症状而延误治疗。

故事链接

神秘的蛛网膜下腔出血

1984 年的一天，美国橙县警察局突然接到一个电话。电话是一个醉汉妻子打来的，说她的丈夫酒后闹事，要求派警察协助制服醉汉。当警察赶到出事地点时，看到楼梯平台上站着一个喝醉酒的男子，双手持刀高喊道："不许上来！"警察踏上楼梯，边走边喊："不许胡来，把刀放下。"只见那醉汉退至墙边，持刀手举起，身体有些摇晃，扑向前方，似欲飞刀伤人。警察眼明手快，"砰、砰"两枪，醉汉应声倒下，不一会儿便气绝身亡。醉汉的家属从门后一拥而出，抓住警察："我们打电话是想要你们协助制服他，而你们却将他置于死地，我们要控告你们。"死者家属一纸诉状把开枪的警察告上法庭。法医检查证明，醉汉颅内有两根血管发育畸形并伴有动脉瘤，死因是饮酒导致脑动脉瘤破裂引起蛛网膜下腔出血所致。最后结论是：在警察开枪前，死者已经发生了蛛网膜下腔出血。枪击的不是活人，而是尸体，故警察无罪。这一故事听起来像是天方夜谭，其实西方的法医非常细致、认真，他们说世上真有这么回事。

什么是瘫痪，瘫痪分哪几种？

说起瘫痪，人们一般认为手脚不能动了就是瘫痪。其实这种理解不够全面和正确，而且瘫痪还有种种不同的分类。

瘫痪，也称为麻痹，医学上指人体某一部分运动和感觉功能完全或部分丧失。

中风以后出现的一侧肢体不听使唤、木然不知、不能活动称为偏瘫。车祸、外伤引起的胸、腰椎骨折、脱位，脊髓受伤导致的两下肢不能活动，大小便无法控制等，这些情况称截瘫。除此以外，还有四肢瘫痪及局限于一个肢体或其他部分的单瘫。

按照瘫痪类型分，有“软瘫”与“硬瘫”两大类。

“软瘫”和“硬瘫”的区别主要在于受损害的神经元不同。“软瘫”是下运动神经元受到损害，所支配的肌肉力量减弱，肌肉松弛，并逐渐萎缩，同时腱反射减弱或消失，故此类瘫痪又称“弛缓性瘫痪”。“硬瘫”是上运动神经元，即大脑的神经细胞和它发出的纤维受到损害。由于高级中枢失去对低级中枢的控制，肌肉无法随意动作，感觉减退或消失，但肌肉张力增大，摸上去发硬，对刺激极为敏感，很容易发生不自主收缩。此类瘫痪又称“痉挛性瘫痪”。脑瘫或高位截瘫便属这类。

从治疗上说，“硬瘫”难度较大，某些“软瘫”往往可获得较好的治疗效果。神经细胞由于水肿等可逆性病理变化暂时引发功能的瘫痪，有可能恢复。因神经纤维损害而引起的“软瘫”，经过治疗，有些可不同程度地恢复。如神经干因外伤压迫或受伤断裂，通过人工吻接，一定时间后可以生长愈合，恢复传递功能。

中风也要打假吗？

提起中风，一般人就会想到会出现眩晕、突然跌倒、神志不清，头痛、呕吐，突然一侧肢体不能活动或暂时性的无力、不灵便，半侧面部麻木、舌头和口唇发麻等症状。如果一旦有了这些症状，人们第一个反应就是：中风了。

但是值得注意的是,上述这些症状并无特异性,也就是说,出现这些症状并不一定就是患了中风,即还有很多其他疾病也可出现类似症状。因此还要进一步地检查,才能明确诊断。

我们在了解了各种有关中风的知识后,不要简单地对号入座;但如果出现了这些症状,常常也是一些疾病的严重表现,决不能掉以轻心。

另外,生活中也有一些人"闻风色变",过于紧张,老觉得自己得了中风的毛病,闹出不少"杯弓蛇影"的中风恐惧症。

故事链接(一)

李大妈是一位76岁的老人,因患有高血压长期服降压药。一天上午她感到四肢无力,右侧胳膊抬不起来,家人连忙叫救护车送她到医院做脑CT检查,诊断结果为多发性腔隙性脑梗死。医生根据症状,怀疑她是进展型脑梗死,但按脑梗死治疗了两天后,症状未见缓解。经仔细追问病史,发现李大妈所服降压药中含有利尿药成分,遂考虑她的肢体无力是利尿药引起的低血钾所致。经检查,她的血钾果然明显低于正常值。通过补钾治疗,病情很快好转了。

低血钾症可表现为四肢无力、心律不齐等症状。大量利尿、腹泻脱水均可引起低血钾症。

故事链接(二)

68岁的唐先生是个糖尿病患者,长期口服"优降糖"。一天早上,唐先生突然出现意识障碍,满头大汗,喉中痰鸣,辘辘有声。家人以为是中风了,急送医院救治。经脑CT检查未发现明显出血、梗死灶。经询问病史,医生认为患者有低血糖休克的可能。查血糖,发现血糖仅2.1mmol/L。经过纠正血糖，病人很快清醒。

近年来因低血糖休克引发多脏器功能衰竭而死亡的事时有发生。所以，在使用降糖药过程中要注意监测，最好在医生指导下正确用药。

故事链接（三）

一家兄弟三人，老大和老二都是在70岁时中风，抢救无效死亡的。老三患有高血压，70岁这一年，他总感觉一侧肢体无力，不能走路，由人搀扶着住进了医院。虽多次做脑CT检查，均未发现明显病灶，但患者自觉症状还是一天天加重，最后发展到一条腿麻木，不能下床。结合病人情绪低落、交待遗嘱等精神症状，医生认为病人属于心理因素致病，决定对其进行心理暗示方面的治疗。医生请来一位知名专家，为他开了一些并不能治他病的维生素一类的药，并告诉他这药是外国新引进的最先进的治疗中风的药，吃到第三天就会有效。同时当面告诉病人家属，他这病一定能好。到了第三天，病人果然感到腿有劲儿了，能下床走动了，脸上露出进病房后的第一次笑容。

原来这位病人受家人死亡的心理暗示，躯体乏力，情绪低落，有严重的死亡恐惧，属心因性致病。对这类老人应及时找心理医生咨询，必要时配合药物治疗。

没有症状为何也会被诊断为脑梗死？

我们经常会遇到这样的事，有的人在体检时或因为患了其他疾病，做了头颅CT或核磁共振成像检查后，被告知有脑梗死，但当时无丝毫脑梗死的相应表现，也没能回忆起有过任何脑梗死的症状。

那怎么会发生了脑梗死却无任何表现呢？这是因为大脑中较小的血

管发生病变阻塞或被较小的血栓堵塞，所产生脑梗死的病灶比较小，故其损害大脑的范围也就有限。还有可能因为病变多位于脑基底节区、顶叶、额叶、颞叶及小脑等部位，大多不影响运动神经，故也没有症状。只有当大脑相应功能部位受到损害时才会出现有关症状。

上述的脑梗死，在目前的诊断标准中称做无症状性脑梗死。在65岁及65岁以上的老年人群中发病率可高达28%。

当得知患有无症状性脑梗死后，要认真对待。因为这个脑梗死是过去就存在，而现在才被发现的。但既然发生过脑梗死，就有了进一步发病的基础，以后如果不注意，很有可能再次梗死。如果再发生的部位恰好在有功能的脑区，那就晚了。

所以，无症状脑梗死的患者应该进行全面的医学检查，仔细寻找引起脑梗死的危险因子，如高血压、高血脂、动脉硬化、糖尿病等，并及时进行干预、治疗。

脑动脉硬化症有哪些表现?

脑动脉硬化症最常见的临床症状有三大类:

- 由于脑部长期慢性供血不足，大脑功能减退，出现神经功能障碍，多有头痛、视物昏花、耳鸣、听力减退、肢体麻木，或困乏无力以及睡眠障碍。病人早期以失眠为主，后期则表现为嗜睡。病人记忆力减退，对刚说过的话和做过的事记不起来，但对很早以前发生的一些事情尚能回忆。同时还有反应迟钝、注意力不集中、生活懒散等表现。到疾病后期，远记忆也有障碍。
- 由于脑组织长期缺血缺氧，神经细胞退行性变化引起脑萎缩，可发生动脉硬化性痴呆，病人的理解力和判断力出现障碍，缺乏综合判断的能力，计算困难，精神涣散，工作效率低下；严重者吃饭不知饥饱，出外不知归途，以及二便障碍，生活不能自理。

◉ 病变损害脑干的脊髓，常会出现饮水发呛，吞咽困难，流涎，声音嘶哑，肢体活动笨拙或强硬，以及面无表情或强哭强笑等症状。

中风的后遗症有哪些？

一般中风恢复期(6个月)治疗后，症状、体征不见恢复，即转入后遗症期。后遗症的特征是病情稳定，失去的功能不再有明显好转。

常见的脑中风后遗症主要有：

◉ 麻木。表现为患侧肢体的末端，如手指或脚趾，或偏瘫侧的面颊部皮肤有蚁爬感觉，或有针刺感，或表现为刺激反应迟钝。

◉ 嘴歪眼斜。表现为鼻唇沟变浅，口角下垂，露齿。鼓颊和吹哨时，口角歪向健侧，流口水，说话时更为明显。

◉ 中枢性瘫痪。表现为肌肉僵硬，腱反射亢进，呈痉挛性瘫痪。

◉ 周围性瘫痪。表现为肌张力降低，腱反射减弱或消失，伴肌肉萎缩。

◉ 偏瘫。又叫半身不遂，是指一侧上下肢、面肌和舌肌下部的活动障碍，它是急性脑血管病的一种症状，也是常见的脑中风后遗症。

◉ 失语。主要表现为对语言的理解、表达能力丧失。

◉ 失认。是指病人认识能力的缺失，包括视觉、听觉、触觉及对身体部位认识能力的缺失。

◉ 失用。即运用不能，病人肢体无瘫痪，也无感觉障碍和共济失调，但不能准确完成有目的的动作。

脑中风后遗症的轻重，因病人的体质和并发症而异，所以不同的脑中风患者后遗症也有所不同。

老年人出现哪些症状要警惕老年性痴呆？

- 性格改变。如平时爱说爱笑，患病后却一反常态，兴趣减少，沉默寡言，独自呆坐，隐居斗室，不与人交往；或者烦躁易怒，好发牢骚，动辄与人吵架；或者任性，不能克制。
- 记忆力减退。常常记不起刚做过的事、说过的话，经常遗忘东西，忘记自己许诺的事情；个别人为了弥补记忆缺陷，常虚构事实。
- 对时间、地点的定向力发生障碍，不知道今天是几月几日，自己现在何处，外出经常迷路。
- 严重的患者会出现理解、判断、计算等智能全面减退，工作能力和社会适应能力日益降低，情感反应幼稚，行为荒诞无稽。
- 病情发展后期，会出现语言障碍，口齿不清，言语杂乱无章，最终丧失言语能力；最后终日卧床不起，大小便失禁，生活不能自理。

老年性痴呆起病多较缓慢，一般早期常难以被发现和重视。目前除了中医治疗有一定疗效外，西医还没有特效的治疗药物。本病如能早期发现，中医治疗效果较佳。

常用检查

脑血管病的常见检查项目有哪些？

对于脑血管病患者，首先需要通过相关检查明确诊断和对相关症状作出鉴别诊断，同时也要全面了解患者的基础病变和其他并发症的情况，以对患者作出治疗计划和预后判断。相关常见的检查有：

- 腰穿抽取脑脊液检查。对区分出血性和缺血性脑中风意义较大，同时能了解颅内压力等。

- 脑 CT 扫描。对出血性脑中风的诊断率可达到 95% 以上，对缺血性脑中风的诊断与梗死范围、检查时间、是否注射对比剂有关，一般在发病后两三天检查阳性率最高。

- 脑血管造影。根据临床表现，确定具体做哪条动脉或全脑血管造影。对狭窄或闭塞性血管病、动脉瘤、动静脉畸形等，诊断治疗意义重大。

- 脑同位素检查。对缺血性脑血管病诊断意义大。能动态观察局部脑血流量，对人体没有多大损害，但尚未普及。

- MRI 检查。即核磁共振检查。对脑血管疾病颇为有用，与脑 CT 相比，各有所长。通常是在脑 CT 检查显示不够满意，病情又必要的情况下选用，最好遵照专科医生意见。

其他检查。如多普勒动脉超声检查、脑电图、脑血流图、心电图，以及血脂、血糖和肝、肾功能的化验检查等。

血液流变学检查对防治脑血管病有何价值？

血液流变学检查通俗地讲就是了解血液的黏稠度和流动性等变化的检查。

市人民医院血流变检验报告单 ［质评合格，省内参考］

姓　名：	病　　案：	费　　别：	标本编号：2
性　别：	申请科室：门诊抽血室	送检医师：许沛然	条码编号：0200341759
年　龄：	床　　号：	标本种类：全血	临床诊断：

代号	项目	结果	单位	参考值	结果综合评定
QXND1	全血黏度 1	24.50	mPa · s	男：17.63—21.35 女：13.79—17.91	血流变测试轻度异常
QXND5	全血黏度 5	9.79	mPa · s	男：8.31—9.95 女：6.81—8.53	
QXND30	全血黏度 30	5.10	mPa · s	男：4.85—5.94 女：4.29—5.45	
QXND200	全血黏度 200	3.58	mPa · s	男：3.53—4.65 女：3.36—4.32	
XJND	血浆黏度	1.42	mPa · s	男：1.26—1.70 女：1.26—1.70	
YJ	压积	0.44	L/L	男：0.34—0.49 女：0.34—0.45	
XC	血沉	8.00	mm/h	男：0.00—15.00 女：0.00—20.00	

核收时间：2009－03－21　08：21　　报告时间：2009－03－21　10：01：36　　检验者：

审核者：

备注：　　此结果仅对本样本负责！

血液流变学检查监测中风

当血液黏度变大时，血液流动性就变差，也就容易发生脑血栓性疾病;反之,血液黏度较小,流动性较好,则不易发生这类疾病。

血液流变学异常是脑血管病的发病先兆之一。经观察,有些老年高血压病人,当血液流变学指标由正常转化为多项和极度异常时,不久即发生脑血管病或心肌梗死。

经对脑血管病的易患者进行血液流变学的普查,发现高血压患者中血液流变学指标明显异常者占 27.4%,冠心病患者中占 28.7%,糖尿病患者中占 30%,高脂血症患者中占 30.1%,肥胖者中占 29.7%,一过性脑缺血发作者中占 60%,这些异常都可作为脑血管病先兆的危险因素。

上海某医院曾经对 208 例脑血管病易患者进行全面的预防,凡血液流变异常者均采取预防性治疗,经 5 年观察,与不采取预防措施的另一组 207 例对照,结果预防组 7 例发生脑血管病,对照组有 21 例发生脑血管病,两组有明显差别。可见对血液流变学检查提示有先兆异常者进行早期防治,是一种值得探索的有效方法。

当然,如果预测的结果正常,也不能完全排除发生脑血管病的可能性,还应结合其他因素综合分析,绝不能把血液流变学检查指标作为预报脑血管病的唯一根据。

脑血管病做头颅 CT 和核磁共振哪个好?

CT 检查方便,定位准确,无创伤,无痛苦,图像清晰,对常见的脑血管病的诊断准确率高达 95% 以上,不仅能鉴别出血性和缺血性脑血管病,还可确定伴随的水肿反应及脑室移位等情况,为选择治疗方法、预后估计等提供客观依据。目前 CT 检查的价格也相对便宜,已广泛应用于颅脑病变的定性和定量诊断,是目前脑血管病患者首选辅助检查方法。

核磁共振检查无 X 线的辐射效应,因此对人体没有明显损害,且图像层次清楚，分辨率高。其缺点，一是检查费用高；二是安装心脏起搏器的病人不宜使用；三是成像时间长，危重病人很难接受长达40分钟的头部扫描。鉴于以上原因，我们认为，核磁共振检查对于急性中风病人并非首选的检查项目。

由于技术原理的不同，CT和核磁共振对不同性质的病灶敏感度不同，在具体应用时也有着一定的差异。CT对出血性脑血管病诊断较敏感，而且较省时省钱，尤其是对意识障碍者更为适用。核磁共振对诊断缺血性脑血管病较敏感，不仅发现病灶早，而且对小梗死灶，尤其对脑干和小脑梗死灶的诊断，是CT不能替代的。

核磁共振和CT比较还有如下优点：

- 核磁共振检查对梗死区水肿的改变较敏感，故可较早地显示梗死灶。一般在发病后1～2小时，做核磁共振检查，就可显示信号较强的病变特征。而CT却往往需等24小时才能显影，过早检查常为阴性。
- 核磁共振对腔隙性脑梗死显示优于CT。CT只能进行横断面扫描，而核磁共振还能从矢状面、冠状面上探查，所以，对于10毫米以下的腔隙性脑梗死CT往往无能为力，而核磁共振对直径2毫米以上的病灶即可显示。
- CT难以显示后颅窝，尤其是脑干病变，而核磁共振对检查后颅窝的脑梗死具有重要意义，正好填补了CT的不足。
- 对脑出血伴梗死的病灶，核磁共振比CT灵敏度高。
- 在脑出血的亚急性期，CT呈现等密度或低密度影，诊断困难；而核磁共振可显示血肿特征性形态。
- 对于脑动脉瘤和血管畸形，核磁共振诊断价值高于CT。CT需要靠注射造影剂方能显示，而核磁共振不需要注射药物就能清楚地显示病变的部位和范围，这给显影剂过敏者带来了极大的方便。

另外，CT是利用X线成像，对人体有一定损伤；核磁共振是利用电磁场成像，对人体不产生不良影响，但是检查时间较长，价格较贵，有些地区没有普及。

因此，具体选用CT还是核磁共振检查，要根据具体情况和医生对病情的综合判断而决定。

知识链接

CT是"计算机X线断层摄影机"或"计算机X线断层摄影术"的英文简称。它是70年代英国首次研制成功的。它的基本原理是利用各类病灶和机体不同组织的密度不相同，对X线的吸收就不一致，根据这种差异，以X线束从多个方向，沿着某一选定断层层面进行照射，把检查部位不同结构的X线吸收值通过检测器记录下来，并将这些信息资料数字化后输入电子计算机，经过一系列换算处理，得出该层层面组织各个单位容积的吸收系数，最后转变为图像显示出来。CT的特点是操作简便，对病人来说无痛苦，其密度、分辨率高，可以观察到人体内非常小的病变，直接显示X线平片无法显示的器官和病变。它在发现病变，确定病变的相对空间位置、大小、数目方面非常敏感而可靠，能区分脂肪与其他软组织，也能分辨软组织的密度等级，具有特殊的价值，但是在疾病病理性质的诊断上存在一定的限制。这种成像技术革命性地改变了许多疾病的诊断方式。

MRI也就是核磁共振的英文简称。之所以后来不称为核磁共振而改称磁共振，是因为日本科学家提出其国家备受核武器伤害，为表示尊重，就把"核"字去掉了。为了避免与核医学中放射成像混淆，把它称为磁共振成像术（MR）。目前，在我国习惯上还常称为核磁共振（MRI）。

MRI是继CT后医学影像学的又一重大进步。自80年代应用以来，它以极快的速度得到发展。其基本原理是将人体置于特殊的磁场中，用无线电射频脉冲激发人体内氢原子核，引起氢原子核共振，并吸收能量。在停止射频脉冲后，氢原子核按特定频率发出射电信号，并将吸收的能量释放出来，被体外的接受器收录，经电子计算机处理获得图像，这就叫做核磁共振成像。MRI 无 X 线的辐射效应，因此对人体没有明显损害，且图像层次清楚，分辨率高。但也存在不足之处，它的空间分辨率不及 CT，带有心脏起搏器的患者或有某些金属异物的部位不能做 MRI 检查，另外价格比较昂贵。

脑血管病患者为什么有时还要做腰穿？

在不能进行 CT 等检查的情况下，腰穿对脑血管病的诊断和鉴别诊断起着非常重要的作用。

但目前 CT、核磁共振等先进技术已较为普及，为什么还要做腰穿检查呢？

腰穿取脑脊液检查，是诊断脑血管病的一种常规、重要的检查方法。虽然目前脑血管病患者进行腰穿检查的概率已明显减少，但在某些情况下，腰穿仍然是必要的，而且是其他检查无法替代的。

当出现脑出血、蛛网膜下腔出血、颅内动脉瘤破裂、脑动静脉破裂出血畸形等病变时，血液或其中某些成分从脑血管中溢入脑脊液，会引起脑脊液成分及压力的变化。腰穿就是通过腰椎间隙穿刺，测定颅内压并取出脑脊液进行检查，从中可以发现问题，对于脑血管病的定性诊断、鉴别具有十分重要的意义。

对于脑血管病患者，脑脊液检查可鉴别出血性脑血管病与缺血性脑血管病。该检查还可鉴别脑血管病和非脑血管疾病，如出现脑膜刺激症状时，脑脊液检查可鉴别蛛网膜下腔出血和脑膜炎。

具体来说，脑血管病患者如果有以下几种情况时，就需要进行腰穿检查：

- 表现为头痛、呕吐、颈部僵硬等脑膜刺激症状者，需要鉴别是蛛网膜下腔出血，还是脑炎、脑膜炎时，脑脊液检查常可明确区别。
- 少量蛛网膜下腔出血患者，头颅 CT 检查可无异常，腰穿可见到均匀性脑脊液。
- 脑梗死需要与脑肿瘤、脱髓鞘性脑病相鉴别时，CT 检查不能鉴别者，需要脑脊液检查确诊。
- 以痴呆为主要表现者，需要进一步诊断病因时，脑脊液检查是一项重要辅助手段。
- 颅内压增高的患者，需要脑脊液检查辅助查明病因，并了解颅内压增高程度。但是，对于颅内压增高的患者，如果在极短时间内放出脑脊液太多、太快，会有形成脑疝的危险，故腰穿时要谨慎。

知识链接

腰穿小知识

腰穿就是人们常说的"抽脊髓"，在医学上称为腰椎穿刺术。

对于腰穿，民间有些不正确的观念，认为腰穿后会大伤元气并会留下后遗症。其实，腰穿本身不会留下后遗症，即使有人们所讲的"后遗症"，那也是一些疾病本身所导致的。

脑脊液从脉络丛和室管膜而来，是围绕在脑和脊髓表面流动的一种无色透明液体，其成分与血清大致相同，只是含量有所不同。其总量约为 150 毫升，但人体每天脑脊液的产生量为 400 毫升，可见，脑脊液于一天中能够不断地自我更新，保持平衡状态。腰穿中放出少量脑脊液，一般为

3 毫升左右，人体自身会很快补充调节，根本不会影响身体健康。

只是要注意的是，腰穿后，一定要去枕平卧 4～6 小时，这样可避免腰穿后的头痛不适。

什么是脑血管造影？哪些情况要做脑血管造影？

脑血管造影是将含碘造影剂注入动脉血管，再进行 X 光连续摄片，可以显示血管本身的形态改变，如扩张、痉挛、扭曲、畸形、阻断、出血等病变，并可根据脑血管走向、位置的改变，确定颅腔内是否有占位性病变，如动脉瘤、肿瘤、血肿、囊肿、脓肿等，有助于诊断或考虑相应手术治疗方案。目前已经开展的定向造影术是从股动脉或肱动脉插入导管至需要部位。

脑血管造影是一项特殊检查，一般情况下不需要进行这项检查，只是在为了明确诊断以及需要手术时，才通过脑血管造影来了解脑血管本身的形态和病变。

通常有如下情况时需要考虑做脑血管造影：

- 对确定蛛网膜下腔出血是否由颅内动脉瘤或血管畸形所致，并了解其病变部位以明确诊断和考虑进行手术治疗时，脑血管造影检查具有重要意义。急性出血性脑血管病患者最好在出血停止后 1～2 周再做检查，但如果发现病情恶化，可立即造影，以免失去手术治疗机会。
- 怀疑有硬膜外或硬膜下血肿形成，以及脑出血有手术抢救指征者，为了明确血肿的部位，则需要做脑血管造影。
- 颈内动脉有血管杂音并有短暂性脑缺血发作，提示可能有颈内动脉狭窄或阻塞，以及有脑血栓形成者，如有手术可能，可以做脑血管造影。
- 为了鉴别脑出血、脑梗死或脑肿瘤，并且须积极抢救时，可以考虑做脑血管造影帮助诊断。

脑血管造影是有一定危险性的有创检查，对有严重出血倾向以及对麻醉剂、造影剂过敏的患者，一般禁忌做此检查。

在造影检查过程中偶有穿刺部位血肿、异物经造影剂带入引起动脉栓塞或出现脑血管痉挛等并发症，此时必须采取相应的紧急处理，故对于脑血管病患者做脑血管造影应持慎重的态度。

● 为什么说颈部血管超声波检查是脑血管病的"侦察兵"？

随着人口老龄化，如何预防和减少脑血管疾病的发生显得尤为重要。在层层分析缺血性脑血管病的危险因素后，发现在几种危险因素中，颈动脉斑块与脑血管病发病密切相关，颈动脉粥样硬化是重要的危险因素之一。

彩色多普勒超声（俗称"彩超"）是一种对血管无创伤的检查技术，对人体无任何伤害，检查方便，价格也较低廉，可以快速了解颈部动脉血管血流变化和斑块的形成情况。根据超声征象，斑块分为扁平斑块、软斑块、硬斑块及溃疡型斑块。一般而言，软斑块和溃疡型斑块最不稳定，也称易损斑块，易发生破裂、出血及血栓形成，从而成为脑梗死栓子的重要来源。

彩色多普勒超声检测能够在早期侦察到人体颈部动脉病变和斑块形成情况。医生可根据颈部彩超结果，了解颈动脉病变程度、动脉粥样硬化斑块的形态学信息，及斑块造成的血流动力学改变的信息，结合病史作出正确的诊断，为患者早预防、早治疗，从而减少缺血性脑血管事件的发生。

有脑血管危险因素者，如糖尿病患者、高血压患者、高脂血症患者、有多年吸烟史者、年龄较大者（一般50岁以上）为高危人群，即使没有早期的临床症状（如头晕、头痛、肢体麻木、肢体感觉障碍等），也应做颈部血管彩色多普勒超声检查，以便及早发现问题，做到早预防、早治疗，防患于未然。

故事链接（一）

李老伯有高血压多年，恐防中风发生，总想把血压降至很理想的水平，吃了各种降压药。血压是降下来了，但李老伯却出现了头晕，有时还出现一过性偏身麻木的症状。李老伯赶紧到医院就诊，血压、血脂、血糖、颈椎X线检查均正常，最后做了颈部血管彩色超声检查，发现他颈部血管明显狭窄。医生即建议李老伯减量服用降压药，适度提高血压水平。李老伯按医生的嘱咐减量服用降压药后，结果头不晕了，一过性偏身麻木的症状也没有了。

故事链接（二）

范老师，45岁，体检发现高血压，已服用降压药两年多，血压控制得不甚理想。这一阵子忙于辅导学生中考，时常觉得头昏，前些天上课时突然感到一侧手脚麻木，握粉笔的手无法控制，几分钟后恢复如初。范老师心里很是害怕，赶紧前往医院就诊，在医生的建议下，做了颈部血管彩超检查，提示颈部血管粥样硬化并斑块形成。医生认为是颈内动脉供血不足，一过性脑缺血发作所致。经降压、降脂、抗凝等综合治疗，范老师头昏症状渐减，那令人胆战心惊的一过性脑缺血发作也未再"造访"。

由上可见，对脑血管病易患者进行颈部血管彩色多普勒超声检查可以早一步侦测疾病的苗头，以便更好地进行预报，从而采取相应的预防措施。

脑血管病患者为什么还要拍胸片?

脑血管病患者常规做胸部X线检查,主要是因为脑血管病、冠心病、高血压性心脏病有着共同的病理基础,即高血压和动脉硬化。而脑血管病患者老年人居多,容易合并冠心病、高血压性心脏病。通过胸部X线检查,可明确是否合并冠心病、高血压性心脏病等,利于掌握病情,指导治疗。

脑血管病患者发病后常常合并肺部感染,特别是在病重和神志不清的情况下更为多见。及时进行胸部X线检查可以明确诊断,采取措施及时治疗。

此外,还有一类容易忽略的情况就是肿瘤。脑血管病及肺癌都是中老年人的常见病,临床上常遇到以脑血管病变症状为首发的肺癌,肺癌脑转移其临床表现有的也貌似脑血管病。所以,若脑血管病患者经治疗后症状加重,并伴有咳嗽、咯血,有大量吸烟史者,应及时进行胸部X线检查,以明确诊断。

故事链接

50岁的钱先生是某公司的业务经理,应酬比较多,抽烟喝酒是常有的事,平时身体不错,除了长期抽烟有点咳嗽外,没其他不舒服。一天在招待客户的饭桌上,酒喝到高潮时,突然一头栽倒在地。同桌的几个客户以为是喝醉了,赶紧把他送到医院急诊室。

到了医院经过抽血化验、补液观察,人慢慢清醒了些。这时才发现一侧的手脚不能动了。医生考虑是否是中风了,于是给他做了脑CT检查。检查后发现是脑缺血,和一般的脑缺血不太相同的是,大脑内还有低密度病灶。第二天就做了核磁共振和胸片检查,最后诊断为肺癌脑转移。于是，钱先生被转到了肿瘤科进一步治疗。一起喝酒的客户有些纳闷，钱先生喝酒怎么会喝出个肺癌？其实他们不知，钱先生的肺癌早就有了，并且肿瘤已脑转移，只是因为饮酒使脑部因肿瘤压迫出现了缺血症状加重而发病。

知识链接

有医院曾经做过专门统计，在该院以"脑血管病"为首发症状而收住院的肺癌共20例，男女均有，年龄从36岁到78岁。其中9例因头晕头痛伴一侧肢体进行性无力而诊断为脑梗死；6例因头痛、呕吐伴意识障碍而诊断为脑出血；5例因发作性眩晕、恶心伴一侧肢体麻木而诊断为椎基底动脉供血不足。

全部病例在住院治疗期间均经头颅CT或MRI检查发现有颅内转移病灶，其中单发转移病灶9例，多发性转移病灶11例。这些病例，在住院后经X线胸片、胸部CT、纤维支气管镜检查和手术均证实原发病为肺癌。

肺癌脑转移发生率国内外报道不一致，为30%～50%。在转移性脑肿瘤中，肺癌占39.8%～59%，其中近半数在发现肺癌前先出现精神、神经症状而误诊为脑血管意外或脑肿瘤。综上所述，对以首发表现为脑血管病症状的患者，除常规做头颅CT检查外，还应及时做常规胸部X线检查，以及时发现原发病，减少误诊。

脑血管病患者为什么还要检查心电图？

有些脑血管病患者会对医生让他做心电图感到疑惑。其实，医生让患者做这样的检查是有一定道理的，因为脑血管病的发生尤其是缺血性中风，它的主要原因和动脉硬化、斑块的形成密切相关，而冠心病的产生原因主要也是冠状动脉的硬化、斑块的形成，这是它们的共同病理基础。

在临床上经常见到脑血管病与冠心病先后或同时发病，因此，脑血管病患者应及时查心电图，甚至需要做 24 小时动态心电图等检查，以了解心脏情况。

一般来说，脑血管病的临床症状多、重点突出，容易发现，受到重视，不易漏诊，而心肌供血障碍易被忽视，尤其是在急性发作期，脑血管病患者因为出现昏迷、呕吐等危重病情，在救治时往往容易忽略心脏隐蔽的症状。进行心电图检查就可以及时发现问题，避免由此带来的不良后果。

脑血管病患者为什么要做眼底检查？

眼底是唯一能用肉眼直接、集中观察到动脉、静脉和毛细血管的部位，这些血管可以反映人体全身血液循环的动态以及健康状况。在我们的身体上，除此之外再没有一个器官或组织能够如此方便地直接看到血管和神经组织。

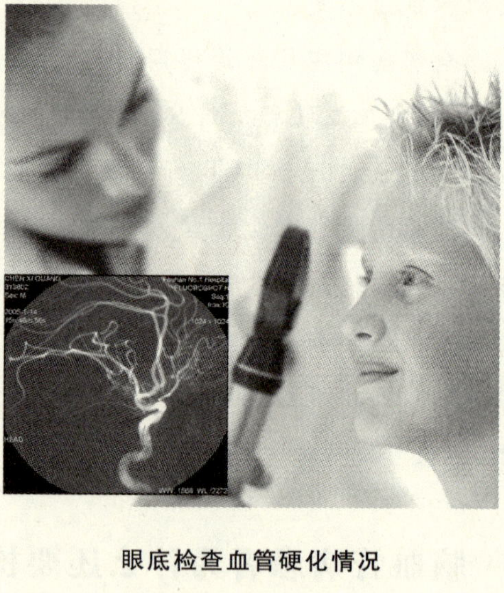

眼底检查血管硬化情况

眼底有非常重要的结构，包括视神经、视网膜、视网膜动静脉血管、黄斑（视物的中心）。人体许多疾病都可以在眼底上反映出来，通过眼底图像我们除了可以诊断各种眼病外，还可以了解和诊断内科病和脑血管等系的疾病，如心脑血管疾病（高血压、肾病、血液病、糖尿病视网膜病变、动脉硬化、冠心病等)，颅内病变(肿瘤、脑脓肿等)，这些疾病都可以通过检查眼底进行有效诊断治疗及预后的估计。所以不但许多眼科疾病要进行眼底检查，而且其他许多科疾病也往往需请眼科医生会诊。

脑血管病的发生和动脉硬化、高血压、糖尿病等有密切的关系，这些疾病在眼底多可有视网膜微血管病变，而眼底所见的视网膜动脉硬化在一定程度上反映了脑血管和其他全身血管的病变情况。

脑血管病和颅内肿瘤等疾病也可引起颅内压升高，从而导致视神经乳头水肿等。而视神经是唯一可以在临床上通过眼底镜直接观察到的颅神经，故眼底检查对于神经系统疾病，特别是颅内病变的诊断具有很重要的意义。在做系统检查时如缺乏眼底检查，常可导致漏诊或误诊。因此，脑血管疾病的眼底检查有重要的意义。

如何远离脑血管病的困扰

脑血管病可以预防吗？

由于脑血管病、冠心病、癌症并列为威胁人类健康的三大疾病，预防脑血管病的重要性越来越引起国内外医学界的重视，医学家们正从各方面寻找脑血管病的预防措施。从目前的医学水平来看，脑血管病是可以预防的。

根据脑血管病的发病规律、先兆症状和相关检查就可以预测脑血管病的发生。自从降压药普及后，世界各国因高血压所致的脑出血发病率有了较明显的下降；在脑血管病先兆信号出现后，及时采取防治措施，就有可能避免脑血管病的发生；糖尿病患者平时应该重视血糖、血脂、血液黏稠度的控制，经常用些活血化瘀的中药或抗血小板聚集的药物来降低血液的“黏、稠、浓、聚”，达到预防脑血管病的目的。

脑血管病的发病因素很多，有内在的、遗传的，特别是还有外界的因素。所以，预防措施必须是综合性的。

中医的预防思想是怎样的?

随着我国脑血管病等疾病发生率不断增高,治疗这些疾病的医疗费用也呈高速增长态势。西方发达国家的现代医学采取以巨额财政补贴为代价的医疗健康保障模式,正在成为“供不起和不可持续的医学”。中国传统医学“治未病”的理念是把重点放在预防上面,从而降低发病率,延长寿命,提高生存质量。

现存最早的中医经典《黄帝内经》中就有“圣人不治已病治未病,不治已乱治未乱”和“上工治未病”的论述,开创了中医未病先防的思想。

中医的预防思想就是“治未病”,就是防微杜渐,把疾病扼杀在萌芽状态。中医“治未病”的预防学思想,包括未病先防、既病防变和愈后防复三个方面。

未病先防,治在未病之先。也就是说人们在没有患病的时候,要积极预防疾病的发生。中医以“正气存内,邪不可干”的论述强调重视体质的内在因素,一方面提出“食饮有节,起居有常,不妄作劳”和“精神内守,病安从来”的养生之道,另一方面要求人们“顺应天时,天人合一”,积极消除致病因素,避免或减少其对人体的侵害,就可保证不发病或虽病亦不重。未病先防正是与现代“预防为主”的新医学模式相吻合,它包含着调养精神、体格锻炼、合理膳食、适时养生、科学用药等丰富内容。

既病防变,治在发病之初。也就是说在患病以后,要积极采取措施预防疾病加重。因此,在防治疾病的过程中必须掌握疾病的发生、发展及其转变规律,做到早期诊断,有效治疗,治在疾病发作加重之先。

愈后防复是指在病愈或病情稳定之后,要注意预防复发,时刻掌握健康的“主动权”。针对一般病人初愈后,大多气血衰少、津液亏虚、脾肾不足、血瘀痰阻等病理特点，采取综合措施，促使脏腑组织功能尽快恢复正常，达到邪尽病愈，病不复发的目的。

中医“治未病”并不是像西医一样简单的体检加治疗和建议。对那些“感觉不舒服而又查不出病”的人，西医往往束手无策，而中医可以运用其特有的体质辨识、辨证施治、整体调理等方法，使这类人群恢复到健康状态。对已经患病的人进行中医药整体调理，可预防疾病进展，促进患者康复。对大病初愈者，中医药更可以发挥其整体调理的优势，帮助患者恢复元气。

故事链接

扁鹊三兄弟，谁的医术最高？

大家都知道扁鹊这个名字。这位与华佗齐名的天下神医，自从见齐桓公望而知病的故事传开以后，他的医名也就响遍了列国。

有一天，魏文王召见扁鹊，询问他说：“听说你家的三个弟兄都精于医道，但是到底谁的医术最好呢？”

扁鹊脱口而出：“我大哥的医术最高，我二哥其次，我最差。”魏文王听后很惊讶，问：“那你为什么名动天下，他们两人一点名气没有？”扁鹊说：“我大哥的医术之高，他可以做到防范于未然。当一个人病还未起之时，他能一望气色便知要生病，然后用药把病拦在未病之前，所以天下人都以为他不会治病，他一点名气都没有。我二哥的能耐是能治疗初起的病，当病还在萌芽状态，还未酿成大病，他就用药将他治好了。所以人们都认为我二哥只能治小病，不会治大病。我呢，医术最差，只能到人们已病入膏肓、奄奄一息了，然后下虎狼之药，才治好了一些人。当人们看到我给病人服药和在经脉上扎针或放血，病被折腾好了，便以为我的医术非常高明，所以名气也就传开了，并且有人还以为我是神医。我大哥这样治病，人的元气丝毫不伤；我二哥治病，这个人的元气稍微有点损伤，马上补救回来；像我这样治病，命虽被捡回来了，而其元气已大伤过半。你说我们三个人谁医术最高呢？”

怎样才能预防脑血管病的发生？

在中年以上又有某些脑血管病易患因素的人，应定期检查身体，并积极采取以下预防措施：

- 高血压是发生脑血管病最危险的因素，应长期有效地控制血压，并严格观察血压变化情况，以便及时处理。
- 减少短暂性脑血管缺血发作，重视脑血管病的先兆征象，如出现头晕、头痛、肢体麻木、昏沉嗜睡、性格反常时，就应采取治疗措施，避免脑血管病的发生。
- 消除中风的诱发因素，如情绪波动、过度疲劳、用力过猛等。
- 及时治疗可能引起脑血管病的疾病，如动脉硬化、糖尿病、冠心病、高脂血症、肥胖病、颈椎病等。
- 饮食以低盐、低脂肪、低胆固醇为宜，适当多食豆制品、蔬菜和水果。应忌烟，少酒。定期针对性地检查血糖和血脂。
- 坚持体育锻炼和体力活动能降低血脂，降低血小板的凝集性，并能解除精神紧张和疲劳。
- 要注意心理预防，保持精神愉快、情绪稳定，保持大便通畅。
- 在气候变化时应当注意保暖，预防感冒；不要用脑过度；起床、低头系鞋带等日常生活动作要缓慢；洗澡时间不宜过长；根据不同病因，坚持治疗，定期复查必要的项目。

综合性预防脑血管病的措施有哪些？

由于脑血管病的发病原因复杂，危险因素隐匿，诱发因素多，因此必须采取综合性的预防措施：

规范控制高血压、高血糖、肥胖，治疗心脏病、高脂血症、脑动脉硬化等可能导致脑血管病的疾病因素。

与其他疾病一样，“未病先防，既病防变”是重要原则，重视和加强对脑血管病各种先兆的预防。尽量预防，若已经发生，应尽早治疗。避免一切可能诱发脑血管病的因素，早期采取防范措施，且需长期坚持。

开展对高危人群的脑血管病预测工作，积极普及相关知识，提高对本病的认识，并进行定期随访，配合医生和预防保健人员共同做好预防工作。对脑血管病易患者采取行之有效的医学保护措施，强调综合性治疗。

知识链接

健康的四大法宝

根据中华传统养生理念，编者总结出实现健康的四大法宝：

起居有常。即生活要有规律，要顺应自然节律。如季节不同，起床和休息及劳作的时间要求也各不一样，这就叫顺应时令节律。又如“日出而作，日入而息”，这就是顺应日夜节律。人吃饭、排便、工作都有规律就是作息有节律。做到以上这些就是起居有常。

不妄作劳。即体力劳动、脑力劳动、体育运动均不应过度超量。不动不好，过动也不好，均会有损健康。

饮食有节。即饮食要有节制，饥不行，吃得太饱更不行。饮食有节还包括节制厚味美食。过咸、过甜、过辣、过酸、过苦、过鲜、过油腻皆为厚味，这些如不加节制均有损健康。

◎ 恬淡虚无。即精神上没有负担，喜、怒、忧、思、悲、恐、惊均不越度；不被钱、名、色、食等欲望所役使，心态淡然、乐观，充满童心等。

为什么说防治动脉硬化也是预防脑血管病的关键？

动脉硬化是脑血管病的病理基础，因此，积极防治动脉硬化是预防脑血管病的关键因素之一。一般认为，高脂血症和动脉硬化是一对“难兄难弟”。高血压是动脉硬化的病理基础。因此防治动脉硬化，控制血压及调脂最重要。

动脉硬化呈缓慢、隐匿发展，可以长期无明显症状，不能引起人们的注意。其实患者的动脉硬化在儿童时期就已开始，20岁左右即有脑动脉弹性减退的趋势，40岁以后逐渐明显，50岁以后便出现了症状。为此，预防动脉硬化应“从娃娃抓起”，从小培养合理的饮食习惯及健康的生活方式，加强体育锻炼、不吸烟、不喝酒、防止肥胖等，对预防动脉硬化是很有益处的。

降低血液中的胆固醇等脂类物质的含量可减少动脉硬化发生，如采用足够的维生素和适宜的含有多种不饱和脂肪酸的脂肪饮食等，必要时应服用中医化痰降脂药物，以减缓脑动脉硬化的进程，且无副作用。

对处于脑动脉硬化早期的人，如果进行积极预防和及时治疗，动脉中的硬化斑块可缩小，可以阻止动脉硬化的进一步发展与恶化。

如何预防脑血栓发生？

预防脑血栓形成必须注意以下几点：

◉ 正确控制血压，将血压稳定在一定水平上，但也勿将血压降得过低。低血压可引起脑供血不足，导致脑血管栓塞。

◉ 积极治疗如糖尿病、高脂血症等可能导致脑血栓形成的各种疾病。对于已有短暂性脑缺血发作病史以及有冠心病病史者，应长期预防治疗。

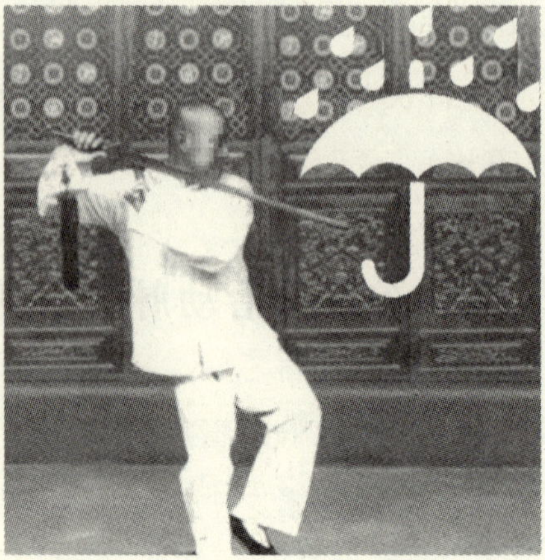

未雨绸缪防中风

◉ 不吸烟，不大量饮酒。

◉ 定期检查，最好每年检查1次血脂、血糖、血黏度等。如出现异常，就应该积极控制饮食并进行中药治疗。

◉ 可服用中医活血化瘀、清热化痰类药物，如决明子、生山楂、生蒲黄、丹参等。这样既疗效佳，也无副作用，比服用阿司匹林类西药防血栓形成为佳。

什么是脑卒中的三级预防？

研究表明，脑卒中的一些主要危险因素是可以预防和干预的。加强脑卒中的三级预防可降低危险因素，减少脑卒中发病，提高人们的生活质量和生命质量。

一级预防是指对疾病发生的预防，是通过对高危致病因素的干预，以降低疾病的发病率为最终目的。其方法是定期健康体检，早期发现卒中的内在危险因素，并对典型危险因素进行控制，同时戒烟、改变不健康饮食习惯、坚持体育锻炼、减肥等。

二级预防是指疾病发生后开展的临床治疗，以及早期和恢复期康复，以防止病情加重，预防残疾和功能障碍。干预内容包括对患者高危因素的控制，康复治疗和康复训练指导，卫生宣教和心理疏导等。已发生过卒中的患者面临着更高的再发血栓性疾病的风险，发生卒中后需要终生接受二级预防，以防卒中再发。

三级预防是指对疾病造成的残疾积极开展功能康复锻炼，同时避免原发病的复发。内容主要包括康复医疗、训练指导、心理疏导、知识普及等方面，以尽可能恢复或补偿患者缺损的功能，增强其参与社会生活的能力。

怎样从饮食上预防脑血管病的发生？

合理的饮食是预防脑血管病发生的关键之一，在饮食方面应注意：

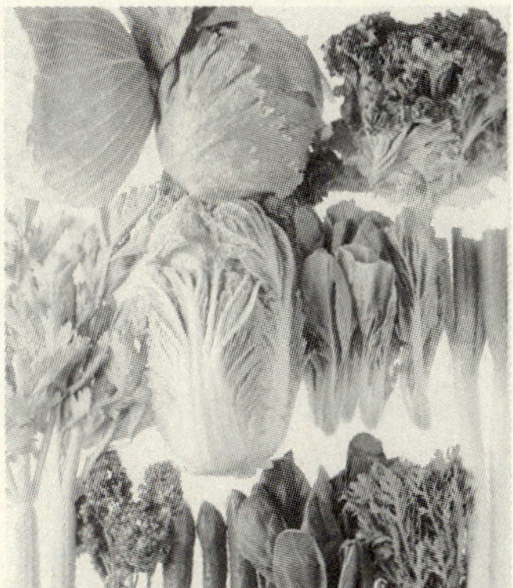

饮食常素防中风

◎ 碳水化合物。主要是控制主食摄入，不要吃得过多，以每顿八分饱为宜。要根据每日的活动量来制定饮食中的总热量。大量进食碳水化合物不但会使人发胖，而且容易诱发糖尿病及促使动脉硬化的形成。

◎ 脂肪。高血脂是脑血管病发生的危险因素之一，而饮食是影响血脂最重要的因素，所以在饮食中要限制胆固醇含量较高的食物，如动物内脏、动物脂肪、奶油、鱼子等，应进食植物油，如橄榄油、花生油、菜籽油、葵花籽油等。植物油可以促进胆固醇代谢及增加其排泄来降低血脂，对预防脑血管病有一定的好处。

◎ 蛋白质。适当摄入高蛋白的饮食，如鱼、瘦肉、豆制品、鸡蛋等，可以保证机体代谢的需要。

◎ 无机盐。减少每日钠离子的摄入及增加富含钙、钾的食物。大量的钠盐摄入会使钠、钙交换失衡，使钠在体内滞留过多，引起血管外周阻力增加而导致高血压。进食富含钾、钙的食物，可以促进机体内钠盐的排泄，调整细胞内钠与钙的比值，降低血管紧张性，避免脑血管病的发生。富含钙的食品有杂粮及花菜、鱼类、藻类、芝麻、豆腐等，而富含钾的海产品有紫菜、海带、干贝、虾米等。

◎ 维生素。多进食新鲜蔬菜和瓜果，以增加多种维生素、微量元素及纤维素的摄入。饮食中的纤维素不仅可以防止肠道内胆固醇的吸收，而且可以促进肠蠕动，防止便秘。

知识链接

对脑血管病有益的水果

◎ 香蕉。富含钾，对高血压患者维持血压平稳有益。

◎ 苹果。含果胶、维生素C，以及镁、钾等微量元素，可降低血液中胆固醇含量，降低血压和减少脑血栓的发病率。

◎ 猕猴桃。能够降低血液中胆固醇的含量，对于防治高血压等心血管疾病有效。

◎ 菠萝。含有一定量的生物苷及菠萝蛋白酶，这些物质能使血凝块消散，并防止血凝块的形成，对冠状动脉和脑动脉血管栓塞有缓解作用。

◎ 山楂。含有丰富的维生素C，具有促进脂肪分解、软化血管、降低胆固醇等作用。

对脑血管病有益的蔬菜和粗粮

◎ 玉米。含有丰富的卵磷脂、维生素E、亚油酸，以及钙、磷、硒等微量元素，可有效降低胆固醇含量，防止脑血管病。

◉ 大蒜。现代医学研究表明，常吃大蒜或服用大蒜素有助于降低胆固醇含量。每天服用 7 克大蒜素的人，其低密度脂蛋白的含量和血压明显下降。常吃大蒜能降低血脂，防止脑血栓形成。另外，常吃大蒜还能有效地预防癌症发生。

◉ 茄子。不但营养丰富，而且还有助于降低血脂。茄子含有维生素 P，不但可以降低胆固醇，还有着明显的降脂、活血和通脉的作用，是动脉硬化、高血压病和冠心病患者的理想食物。但一定要熟吃，不可生吃。

◉ 燕麦。燕麦中的可溶性纤维可以吸收大量的胆汁酸，使肝脏分泌更多的含胆固醇的胆汁酸，从而降低血清胆固醇水平；燕麦中还含有丰富的亚油酸和皂苷素，它们都有明显降低血清胆固醇、甘油三酯和低密度脂蛋白含量的作用，对防治脑血管病有益。

◉ 海带。含有丰富的植物纤维素和褐藻酸，能抑制肠道对胆固醇的吸收，促进胆固醇的排出，从而降低血脂。

◉ 香菇。含有降脂成分香蕈太生和香菇嘌呤，有助于降低血中的胆固醇含量，防止动脉硬化和血管病变。

多吃富含钾的食物有助于脑血管病的防治吗?

美国哈佛大学研究显示，吃富含钾的食物，可能有助于降低中风的发生率，对于患有高血压的人尤为明显。

这项研究持续了 8 年时间，接受研究的有 4.4 万人。通过分组研究发现，在服用含钾量较多的食物的这组人员中，不论他们是直接食用含钾的食物抑或是服用钾的补给性元素，他们中风的危险性，比起服最少含钾量食物的那组人员低了 38%。

上述两组人员，他们在食物方面的主要区别在于水果和蔬菜。服钾最多的人员平均每天吃 9 次量蔬果，而最少摄服量的只吃 4 次量。

此项研究数据显示，吃富含钾、镁和谷类纤维的食物有助降低中风的几率。

不过，同时他们也提醒说，含钾的营养补充物必须在医生的指引下方可服食，因为过量的钾可能有害人体，尤其是对于有肾病的人。

富含钾的食物有菠菜、番茄、青蒜、大葱、土豆、香蕉、柑橘、甜瓜、柚子等。

知识链接

每天吃一些香蕉可降低中风的危险性，这是图兰大学研究人员对您健康的忠告。研究人员发现，从饮食中摄入低量钾的人比那些在日常饮食中多吃富含钾的食物的人，发生中风的可能性要高出 28%。多补充钾的确有预防中风的作用，但并没有科学研究证实多吃香蕉就不会得中风。

香蕉营养丰富，也有一定保健作用，其含钾量在各类水果中最高。一根香蕉大约含有 400 毫克的钾。钾维持着细胞内的渗透压，参与能量代谢过程，维持神经、肌肉的兴奋性，维持心脏的正常舒缩功能，有抗动脉硬化、保护心脏血管的功效。

香蕉还可以润肠通便，老年便秘者食之常有良效。老年人由于便秘而用力憋气解便，会使血压突然升高，这也是出血性中风的一个重要诱因。所以，老年人常吃香蕉既能改善便秘，又对预防脑中风有积极的意义。

不过，在没有医学检测的情况下，不要自己去尝试单纯地服用大量的含钾的食品和药物，因为高剂量的钾对心脏是有害的。目前可行方法就是适当多吃些富含钾的水果和蔬菜，以及低脂肪、低钠的食物，这些食物可降低发生中风的危险性。

此外，需要提醒的是，香蕉并不是适合每个人的。香蕉的含糖量非常高，如果血糖偏高，特别是患糖尿病的人，应慎吃或不吃香蕉。有些人服用后会出现腹胀、腹泻，甚至泛酸、胃痛等不适症状。因为中医认为，香蕉味甘性寒，可清热润肠，促进肠胃蠕动，适合内热大、大便干燥的人食用，对脾胃虚寒容易泄泻者不宜，而且，香蕉不宜空腹吃，也不宜一次吃得过多，一般一天两根，饭后或两餐中间吃最好。

其实，除了香蕉，含钾丰富的食物还有很多，如马铃薯、橘子、豆类等，都可适当吃一点。每天一杯橘子果汁就可以使你远离脑中风。芬兰的一项研究发现，维生素C血浓度较低的男性患中风的几率比其他男性高近2.5倍。该研究对近2 400名年龄介于42岁至60岁之间的男性的维生素C血浓度进行了检测，研究结果显示，维生素C血浓度相对较低的男性，其中风的发病率是维生素C血浓度相对高的男性的2.4倍；个别伴有高血压或肥胖的男性，如果他们的维生素C血浓度也处于低水平的话，他们患中风的机会比其他人要高2.6至2.7倍。

研究人员解释说，中风的主要原因是动脉硬化，而导致动脉硬化的其中一个原因是低密度脂蛋白(LDL)的损伤作用，抗氧化剂如维生素C可减慢这一过程。但是，维生素C血浓度较高的男性可能因为平时经常食用水果、蔬菜和低盐低脂食物，所以身体健康状况也较为良好，因此目前还不能单纯用维生素C来解释这一调查结果。但可以明确的是，有高血压和肥胖并伴有血液维生素C水平低下的男性是中风的高危人群。

提示：过度或滥用维生素C对健康也是有害的，所以要适量补充。另外须指出的是，英美等国研究均证明维生素C人工制剂会降低人体免疫力，不仅无益，反而有害，因而补充维生素C最好通过富含维生素C的天然食物来摄入。

饮茶能预防脑血管病吗？

“神农尝百草，日遇七十二毒，得茶而解之。”说明饮茶在我国有着悠久的历史，随着人们生活水平的提高，饮茶者越来越多。

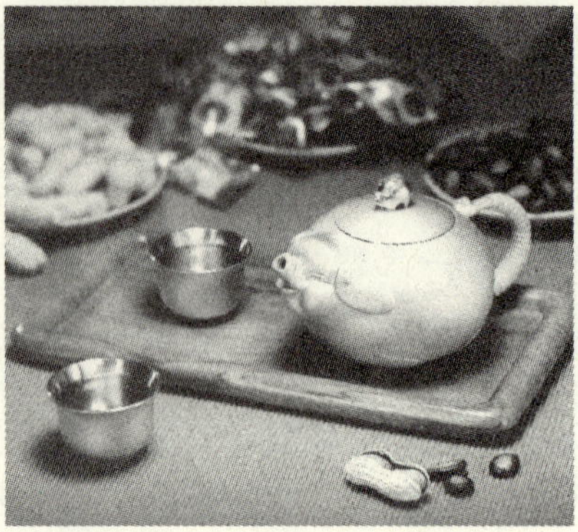

适当饮茶防中风

茶叶具有清心明目、清热泻火、消食提神之效。近年来发现，茶叶中含有丰富的营养成分，其中茶多酚、咖啡碱、茶碱、维生素C、维生素P、维生素B、烟酸等含量较高。茶多酚不仅有杀菌消炎的作用，还可促进维生素C的吸收并提高其利用率，降低血液中胆固醇和甘油三酯的浓度，增强微血管壁的韧性，从而减少动脉硬化和高血压的发生。饮茶可使人兴奋，这是咖啡碱的作用。咖啡碱能兴奋中枢神经，从而达到振奋精神、消除疲劳、提高劳动效率的目的。茶叶中所含的茶碱，可以帮助溶解脂肪、解腻、减肥，并有扩张血管、促进血液循环和利尿排钾的作用，故可预防高血压和冠心病，也就是预防了脑血管病的发生。

虽然饮茶对脑血管病有预防和治疗的作用，但如用之不当，也有一定的危害性。因绿茶性多偏寒，阳虚体质者不宜多饮；茶叶中含有咖啡碱和鞣酸，易兴奋中枢神经、止泻，故失眠和便秘病人不宜饮用；茶叶易刺激胃酸分泌，故患有胃溃疡和胃酸偏高者也不宜饮用。故虽言茶宜常饮，但必须饮用得当，即使能饮也不宜多饮，而且一般不宜过多饮浓茶，特别是患有高血压和冠心病的人，多饮浓茶可能会诱发心跳加快，血压升高，使病情发生恶化。

知识链接

法国一项研究表明，女人喝茶有助于防止造成动脉闭塞的斑块形成，因此喝茶可以降低她们患中风和心脏病的危险性。

通过观察，研究人员发现，每天至少喝3杯茶的年龄较大的妇女比喝茶较少的同年龄段的妇女患有颈动脉斑块相对较少。

在1999年至2001年的调查中，研究小组成员分析了2 613名男性和3 984名女性的颈动脉斑块超声测量值，发现喝茶组与不喝茶组有明显差异。其中，不喝茶的女性形成颈动脉斑块的几率为44%；每天只喝1～2杯茶的女性形成颈动脉斑块的几率为42.5%；而每天喝至少3杯茶的女性则抑制斑块形成非常明显，斑块形成的几率仅为33.7%。

体育锻炼对预防脑血管病有何益处?

体育锻炼可以增强体质，提高抗病能力，延缓衰老，有助于预防脑血管病。那么体育锻炼可给脑血管病易患者带来什么益处呢?

体育锻炼可以增强心脏功能，改善血管弹性，促进血液循环，提高脑的血流量。大量实践表明，体育运动能降低血压，扩张血管，使血流加速，并能降低血液黏稠度和血小板聚集性，减少血栓形成。长期锻炼可促进脂质代谢，提高血液中高密度脂蛋白的含量，从而可以预防动脉硬化。适当的体育锻炼可增加脂肪消耗，减少体内胆固醇沉积，提高胰岛素敏感性，从而控制肥胖，减轻体重，增加循环系统功能，调整血脂和降低血压，进而减少血栓发生。体育锻炼还能使许多脑血管病的危险因素降级，并能改善全身状况，包括精神、情绪、食欲、睡眠等，其好处有时超过药物。由此可见，体育锻炼是预防脑血管病不可缺少的方法，但每个人应根据自己的具体情况选择适宜的锻炼项目，千万不能超量，尤其是动脉血管硬化、心脑缺血的人更应量力而行，否则会造成严重后果。

为什么说控制短暂性脑缺血发作是预防脑血管病的重要措施?

短暂性脑缺血也称为一过性脑缺血,也有的地方俗称"小中风",是中风预报的最明确征象,也是预防中风最关键的阶段,因为它是缺血性脑血管病(即脑梗死)的前驱期。

有人做过统计,一过性脑缺血发作病人发展为中风的可能性比无此病症者高16倍,约10%的病人在1年内发生中风,30% ~40%的病人在5年内发生中风,所以控制和治疗一过性脑缺血已成为预防中风十分重要的措施,可防止进一步发展为中风,

由于一过性脑缺血有发作突然、消逝快、恢复后不留后遗症等特点,很容易使人思想麻痹,因此在病情得到控制后,在不发作的间歇期还要采取措施,预防复发。

对一过性脑缺血的发作要针对病因治疗。如有高血压时,降压是必须的,有的病人血压下降后,一过性脑缺血发作即迅速缓解,但也应注意,对老年人的降压不易太快太猛,血压迅速下降有时反而会再引起脑缺血发作。对明确诊断为一过性脑缺血发作是由颅外动脉病变引起时可以考虑动脉内膜剥离、血管重建、人工搭桥等外科手术治疗。如由于颈椎病而促使发作时,应治疗颈椎病。

对一过性脑缺血发作的治疗,第一是控制,第二是预防再发,因此从第一次发作起就应进行认真的观察和治疗。

为什么说降脂是远离脑血管病的重要一环?

高脂血症是指血清中胆固醇、甘油三酯和(或)低密度脂蛋白含量过

高，高密度脂蛋白含量过低等全身脂代谢异常，与脑血管病的发生密切相关。

高脂血症初期多数人没有临床症状，这也是许多人不重视早期诊断和早期治疗的重要原因。高脂血症对身体的损害是隐蔽性、逐渐性、进行性和全身性的，它的直接损害是加速全身动脉粥样硬化，而全身重要器官都要靠动脉供血供氧，一旦与大脑相关的动脉形成粥样硬化斑块，就会使相应的脑血管腔变窄甚至堵塞，这样就会造成脑血管病急性发作。

由于高脂血症是导致动脉粥样硬化斑块形成的一个重要因素，因此纠正脂代谢紊乱对改善动脉硬化、高血压及相关疾病的症状，降低脑血管意外的发生具有十分重要的意义。

为什么不能拿深海鱼油代替降脂药？

随着生活水平的提高与饮食结构的变化，高脂血症及心脑血管疾病的发病率在我国有直线上升的趋势，其中许多患者没有接受正规的降血脂治疗。据统计，目前只有四分之一的患者接受规范治疗，仍有不少人把深海鱼油之类的保健品当成降脂药来服用。深海鱼油作为一种保健品，只能起到保健和预防的作用。

人体血液中的胆固醇、甘油三酯都是脂肪，就像油一样，它们不能溶于血液，当血液中胆固醇和甘油三酯任何一种含量过高时，人体都会出现高血脂病症。胆固醇含量升高，同时伴有冠心病症状，这种高脂血症患者多数是由于遗传所引起的，而鱼油对血液中的胆固醇水平没有任何影响，因此服用鱼油对这种原因引起的血脂含量升高不会起到降脂作用。而甘油三酯含量的升高所引起的高脂血症主要是由于不良的饮食习惯造成的，虽然服用鱼油会在一定程度上降低血液中的甘油三酯含量，但仅仅是有限的降脂作用，不可能从根本上控制血脂含量的升高。

临床观察得知，鱼油降脂作用有限，只能在一定程度上降低血液中的甘油三酯含量，却对血液中的胆固醇水平没有影响，所以高血脂的患者别拿鱼油代替降脂药，以免延误病情。

为什么说防治高血压是预防脑血管病的头号大事？

高血压已被公认为脑血管病的最危险因素，不论是出血性还是缺血性脑血管病，高血压都是首要的危险因素。

有专家曾这样说：高血压控制得好，中风概率可以减低一半。有效地控制血压，可明显地降低脑血管病的发病率。

高血压引起脑血管病的机制，主要是由于血压高加速脑动脉硬化。长期的高血压可导致小动脉管壁发生病变，管腔变硬，内膜增厚，当脑血管管腔狭窄或闭塞时，可使脑组织缺血、缺氧而形成脑血栓。高血压还可引起细小动脉壁透明样变性、纤维素样坏死，进而形成微小动脉瘤，当血压骤升时，这种已经变硬且脆弱的血管会破裂出血，从而发生脑出血。

有资料显示，患有高血压的人，中风的概率高出正常人 6 倍；如果高血压患者没有用药物控制，中风的概率是服药者的 21 倍。

长期坚持服用中药能有效控制血压且无副作用，而长期服用西药抗高血压，却不能减少心脑血管病严重情况的发生，且副作用很多，这是医学界对长年西药抗高血压治疗的最新总结。所以在此告诫广大患有高血压的朋友，千万不要以为服了所谓先进的、时髦的抗高血压西药，血压就能被控制而不会发生其他后果，因此而高枕无忧。

故事链接

一年冬天，快过年的时候，一位49岁的男性突然昏倒在路边，被好心的路人看到，叫了救护车送到市中心医院救治。经检查后被诊断是脑溢血。经过抢救，他虽然保住了生命，但却留下了偏瘫和失语的后遗症。

事后了解到，他是一个个体小老板，平时工作虽比较忙，但是他不吸烟，不喝酒，身体壮实，也没听说生过什么病。只是在3年前一次街头量血压时发现血压偏高，但是他觉得自己身体好，也没有头晕头胀的现象，也就没有放在心上。一年后，他发现头越来越晕，到医院一查，血压比上次量时又高了不少。医生给他开了一瓶西药，为了省时间，他又多买了几瓶带在包里，每天吃几片，有时水也没有就干吞下去。他以为这样就没事了，想不到这次会昏倒在路边。要不是好心人帮助联系急救，恐怕命就丢了。

防中风，为什么要早晨醒来“赖会儿床”？

我们常会遇到这样的事，一些老年人清晨一觉醒来，发现一侧肢体麻木无力，活动不灵活，甚至出现完全偏瘫、不会说话等症状。送到医院检查，医生确诊为脑中风。美国有学者对近5 000例心脑血管疾病患者的死亡时间进行分析，发现有2/3的病人死亡时间发生在早晨6时至8时。我国也有类似报道。那么为什么早晨更容易出现脑血管意外呢？

有研究认为，一方面，人体在早晨交感神经兴奋性较高，人体儿茶酚胺和纤维蛋白原的活力、红细胞压积、血液的黏度均相应增高；而经过夜间长时间的睡眠，人体内的水分随呼吸道、皮肤和便溺等丢失，其间没有任何液体的补充，因而使血液浓缩，血液的黏稠度更大。另一方面，人体血压具有明显24小时节律性的昼夜波动。人夜间入睡后机体较为放松，血液流速减慢，血压相对自然平稳下降；而在早晨人体血液中的肾上腺素和去甲肾上腺素水平均较其他时间高，这两种激素会引起血管收缩，使血压升高。

因此有专家提醒，当早晨血压偏高时，要保持平静，起身动作要平缓，头脑不能紧张；如果紧张，可以在床上平躺一段时间，让身体安静下来再起身，也就是“赖会儿床”，或在床上适当活动一下四肢和头颈部，使四肢肌肉和血管恢复适当的张力，使血压下降，这样有利于预防脑卒中的发生。

故事链接

小王在一家市级医院急诊科实习，每天凌晨接诊的大都是中风病人。他不解，就问带教的王主任。王主任告诉他说，清晨确实中风发病多，一些病人家属告知，病人大多头天晚上还好好的，早晨一觉醒来，发现一侧偏瘫，甚至神智昏迷、失语、呕吐，来医院一检查就是中风。

那为什么会发生这种带有一定规律性的现象呢？这主要和夜间心跳相对缓慢，血液流动较缓，或者夜里出汗导致水分流失，血液较白天黏稠有关。正因如此，所以夜间发生的中风多以缺血性中风为主。

王主任告诉小王，为了预防这种中风，对于有中风危险的老人，在睡眠前最好不要太疲劳、出大汗，而且被子不要盖得太厚，否则会增加血液的黏稠度。此外，临睡前可适当喝点淡盐开水，或半夜起床小便时适当地喝些白开水，使血液得到一定的稀释，也可以平时吃些活血化瘀的中药。另外，夜里起身动作要轻缓，地面和鞋底不宜太滑，以防摔跟头。睡姿不要固定一侧，防止引起颈内动脉受压而引发中风。

定期输液预防脑血管病能管用吗？

在全国很多地方，有不少人采用定期输液的办法来预防中风，还有的人在四十来岁时就开始定期输液。特别是到了秋末冬初，一些中老年人纷纷到医院要求输些疏通血管的药物，以预防脑血管病发作。这种以输液来预防脑血管病的做法已有十多年了。

目前中老年人预防性输液主要是输一些活血化瘀、降低血黏度、抗自由基及血小板聚集的药物。这些药物从理论上讲可能对防治脑血管病有一定作用，但是一个治疗方案的确立往往需要长期积累数据。目前临床上使用比较久，且得到临床公认的输液药是中药制剂脉络宁、血塞通等。但需指出的是，输液首先是安全第一。近年屡有对于中药针剂使用后出现严重副作用，甚至死亡的报道，所以医生在选药时一定要以药物的安全性为选用的前提。还有，过去一般认为活血化瘀药可以用于缺血性中风，而对于出血性中风往往不大主张使用，认为用了以后会导致进一步出血，现在这种看法受到质疑。中医素有"血一离经，即为死血"的说法，所以主张出血也可用活血化瘀药。近年在外科手术治疗脑溢血方面，西医即大胆用蚓激酶等溶解血块的药（性能相当于中医活血化瘀药），效果很好，从中可以受到启发以中西汇通。另外，活血化瘀药也并非静脉给药才有效，口服给药效果也很好，为什么一定要强调从静脉输液给药呢？能口服就不补液，这是西药给药的一个原则，千万不能迷信静脉给药而忘掉这一原则。

身边有人突发脑血管意外如何急救?

急性脑血管病常突然发生,起病不分场合。抢救是否及时,处理是否得当,对患者的预后至关重要。当遇到身边有人发生脑血管意外或出现类似症状(如头痛、呕吐、口齿不清、手脚不能动、摔倒等)时,千万不要惊慌失措,应保持冷静。同时应注意以下几点:

- 如果患者意识清楚,应让其静卧并进行安慰,防止其过度悲伤或焦虑不安。

- 如果患者摔倒在地,病情较重甚至昏迷,要保持其平卧位,将头侧向一边;及时清除口鼻中的异物和痰液,防止窒息;解开衣领,保持呼吸道的通畅。

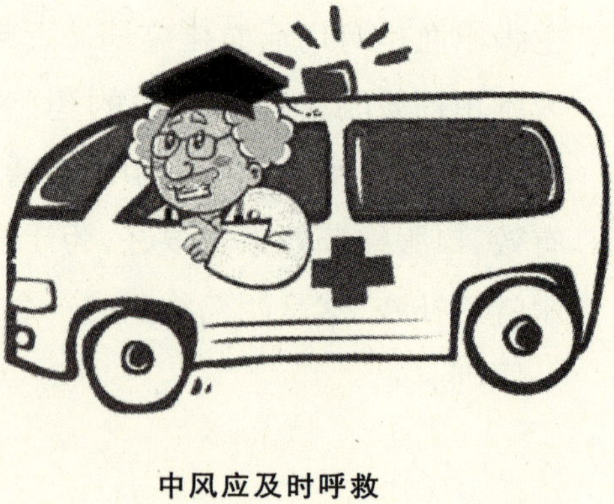

中风应及时呼救

- 脑血管意外有出血性和缺血性的不同,在诊断未明确时,不要乱用药,但用缓和的手法针灸可以用来急救。

◎ 尽快与医院或急救中心联系。千万不要企图唤醒病人而摇动其身体和头部。

◎ 掌握正确搬运病人的方法。首先，不要急于从地上把病人扶起，最好 2～3 人同时把病人平托到床上或担架上，不呕吐的病人可将头部略抬高，以避免震动；在送医院前尽量减少移动患者。尽量就近就地治疗。转送病人时要用担架卧式搬抬。如果从楼上抬下病人，要头部朝上脚朝下，这样可以减少脑部充血。在送医院途中应避免头部颠簸。

总之，抢救脑血管意外患者时应掌握“就近就医、争分夺秒、减少颠簸、严密观察、及时诊治”的原则。

故事链接

现年 60 岁的张大爷因脑出血住进了县医院。住院第二天，张大爷的当干部的大儿子从省城来到医院，他见父亲病情很重，迫切要求把他父亲转到省城大医院去治疗。尽管医生多次劝阻，他还是不听，硬是用救护车把张大爷送往距县城 300 公里以外的省人民医院去治疗。

张大爷患病后经县医院头颅 CT 检查，脑部出血量只有 20 毫升，开始人也是半清醒的。可是，到达省人民医院的第二天，张大爷却突然昏迷不醒，虽经全力抢救，但医生还是回天乏力，张大爷不幸离开了人世。

要知道，脑出血发生后，最怕的是过度搬动病人，特别是病后 10 天以内，这个时期是脑水肿期，更需要安静休息。而脑出血的急性期为 3 到 4 周，病人在急性期随时都可能发生再次出血、肺部感染、急性上消化道出血、尿路感染等并发症，这些并发症往往都是致命的。

一般来说，目前我国县级医院都有 CT 机，有 CT 机就可以确诊脑出血。在治疗方面，县级医院也积累了丰富的经验，大部分县级医院还能开展颅脑外科手术。

因此，脑出血发生后，千万不要匆忙转院。如果必须转院，最好也要等到急性期过后，以防造成严重后果。

脑血管病的治疗措施有哪些？

由于脑血管病的发病率、病死率和病残率均较高，故及时、正确的治疗对挽救病人生命、减少致残十分重要。常规治疗措施和方法如下：

1. 急性期

- 内科治疗。

（1）一般治疗包括：安静卧床，适当给予镇静、止痉和止痛药，头部降温。（2）调整血压。（3）降低颅内压。（4）补充热量，纠正水、电解质及酸碱平衡。（5）防治出现的并发症。

- 手术治疗。主要应用于脑出血患者，出血量较大的情况需要紧急手术。

- 中药鼻伺给药或肛门给药以尽快通络消瘀止血、化痰开窍，促使病人早日清醒，减少死亡或致残。

2. 恢复期

治疗的主要原则为防止再中风，促进瘫痪肢体和语言障碍的功能恢复，改善脑功能，减少后遗症。具体措施是：

- 防止血压过高和情绪激动，生活要规律，饮食要适度，大便要保持通畅。

- 功能锻炼适度。

- 药物治疗及时精当。据临床效果以“脑力键”为首选，中药一般选用扶正活血化瘀、祛痰通络药；西药选用促进神经代谢药物，如胞二磷胆碱、脑活素、辅酶 Q10、维生素 B 类等，但效果甚微。

- 针灸、理疗、锻炼康复等。

中风急性期可以用中医治疗吗?

回答是肯定的,因为中医有几千年历史,自古以来就不是只治轻病、慢性病,不治重病、急性病。中医在治疗急重危病方面,积累了丰富的临床经验和治疗方药。近年来,随着中西医在学术上的沟通,在诊断方面,借助于现代CT等仪器可以尽快明确中风的性质;而在给药方面,借助于胃管、肛管和静脉输液针,更为危重病人的给药拓开了新的途径。过去对于昏迷病人有中药汤剂难进的问题,而现在中医在正确辨证的基础上,通过上述的途径给药,已闯出了中医治疗中风的一条新的可行之路。如及时应用活血化瘀药治疗脑溢血、脑梗死已在我国东北、吉林的一些医院取得了很多成功的经验,值得大加推广总结。传统的中医在治疗中风这类急症方面方法很多,只是由于学术异化,造成一种误区,临床普遍流行用安宫牛黄丸之类的名贵药抢救中风。实践证明,这类药由于药源名贵紧张,难以使用,而且效果也不明显。因为安宫牛黄丸之类药古人是用于热病神昏开窍,并没有说是用于中风神昏。因而开发新的有效的中成药治疗中风是一个新的课题。

也就是说,对于中风的治疗,我们从一开始就可给予中医治疗,这对于帮助病人度过急性期有很好的作用,并不是说中风到了恢复期或后遗症期才能使用中医治疗。

为什么脑梗死会“越治疗越加重”?

“走着进来,躺着出去。”有时医院里常常会遇到这样一些脑梗死的患者。那为什么会有此“越治疗越加重”的现象呢?

脑梗死和脑出血的发病机理不同，脑出血一开始症状就非常严重，而大部分脑梗死患者的症状都有进行性加重的特点。一般认为产生上述情况的原因主要有两个方面：

一是因为脑血管发生梗死后，大脑缺血缺氧的损伤一开始不明显，随着时间的推移，逐渐呈现出脑组织损伤、坏死的临床症状。

二是脑梗死患者闭塞的脑血管再通后（溶栓或自发再通），因为再灌注加重了脑组织原有的缺血性损伤，导致病侧的部分神经受损反而加重。可见，缺血引起的脑损伤不仅发生在组织灌注不足时，更重要的是发生在灌注恢复期，这种现象称为再灌注损伤。在一定限度内，缺血时间越长，再灌注损伤越重；缺血时间相等，再灌注时间越长，组织损伤也越重。另一方面，脑梗死再通会出现无再流现象。无再流现象是指缺血脑组织恢复血流后，缺血组织并未得到重新灌注，而是继续缺血、损伤加重。其发生被认为与神经细胞、内皮细胞肿胀，微血管内白细胞阻塞等造成微循环障碍等有关。

故事链接

一天，市中心医院的神经科病房传来了吵闹声："患者的家属把一个护士给打了！""唉，又是医疗纠纷！"听到的一些人无奈地摇摇头说。

原来，昨天刘某因为头晕，手脚有些无力，傍晚到医院急诊室看病。当班急诊室的医生初步诊断是脑梗死，于是把病人收到了病房治疗，并要求第二天做 CT 扫描，当时患者还能被人扶着走进病房。然而，第二天一早发现手脚不能动了，人的意识也不很清楚，他的儿子、媳妇就大吵大闹起来，说来的时候还好好的，怎么越治越厉害了，一定是诊断错误，用错了药！刚好护士进来打针，就打了护士出气。

其实这种情况并不少见，有时脑梗死病人到医院后神志完全清醒，体格检查无异常发现，脑 CT 检查也无异常，但在 24～48 小时内，症状却逐渐加重，后来又做了 CT 检查证实是脑梗死。为此，常常发生医疗纠纷。之所以会出现病情加重的情况，并不是诊断的错误，而是因为部分脑梗死患者在发病早期脑 CT 检查不能清晰地显示出病灶，另一个原因就是脑梗死有进行性加重的特点。

血脂不高医生为何让吃降脂药?

脂代谢异常是心脑血管病的元凶，进行调脂治疗是预防心脑血管病的重要举措。血脂化验结果异常者当然需要治疗，但正常者就不需要治疗吗？是否需要降脂治疗不仅取决于血脂化验的结果，还应当考虑病人患心脑血管病的危险因素有多少。

血脂是血浆中脂类的统称，包含胆固醇、甘油三酯、脂蛋白等不同成分。其中，胆固醇包括低密度脂蛋白胆固醇（俗称坏胆固醇）和高密度脂蛋白胆固醇（俗称好胆固醇）。许多人认为既然血液检查结果显示血脂含量正常，就不必服用降脂药物了。其实，这种想法是错误的，因为服用降脂药物不仅是为了降低血脂，同时，某些他汀类降脂药物还可改善动脉粥样硬化患者的凝血，抑制血小板聚集和降低血小板的活性，因而对防止心脑血管意外的发生有着更为重要的作用。此外，在降脂、防血脂增高方面，进行中药调治应是临床最佳选择。

用于评价心脑血管病综合危险的因素除血脂异常外，还包括高血压、吸烟、低密度脂蛋白胆固醇血症、肥胖、早发缺血性心血管病史等。特别是男性超过 45 岁，女性超过 55 岁，出现以上高危信号时，更需引起关注。患有冠心病、脑血管疾病等动脉粥样硬化的中老年人，即便血脂检查无明显增高，可能也需要调脂治疗。

故事链接

赵先生今年58岁，在一家工厂当会计。身体不太好，患有头晕症、冠心病，也有轻微动脉硬化。平时赵先生喜欢养生锻炼，定期也检查身体，近几年倒也没有出现太大的不适。一次体检后，医生知道他有冠心病、动脉硬化的问题，并且有脑供血不足的头晕，就建议他增加服用降脂的药物，但赵先生觉得这次的血液检查结果血脂很正常，于是怀疑是否是医生为了推销药品才让他吃的，所以拒绝服用。半年后的一次早锻炼，赵先生突然中风倒下了，最后落下了偏瘫。他后悔自己当初不该一知半解，不懂装懂，最终不得不接受降脂药等药物的长期治疗，防止复发。

类似于赵先生的情况并不少见，这些人都认为降脂药物仅具有降低血脂的作用。实际上，降脂药物除了能够降低血液中危害人类健康的血脂的含量外，近来的研究还发现它们具有更多重要的防止心脑血管意外事件发生的作用。

几组大规模的他汀类药物（如普伐他汀、血脂康等）临床试验揭示，服用降脂药物之所以可减少脑血管病、冠心病患者意外事件的发生，是因上述降脂药物综合作用的结果。此类药物能够增强动脉壁粥样斑块的稳定性，这是通过降低斑块中炎症细胞的活性，改变斑块的组成成分，从而使斑块内容及其表面的纤维帽趋之稳定，防止斑块破裂的结果。

其次，许多他汀类降脂药物还具有诱导平滑肌细胞凋亡的作用，而平滑肌细胞的增生和移行是促使动脉内膜粥样斑块形成的重要过程。另外，某些他汀类药物还可改善动脉粥样硬化患者的凝血功能，以及抑制血小板聚集和降低血小板的活性，因而对防止意外事件的发生同样具有重要作用。

由此可见，患有冠心病、脑血管疾病等动脉粥样硬化的中老年人，即便血脂检查无明显增高，也不能排除动脉粥样斑块的存在。在这种情况下，配合适宜的他汀类降脂药物治疗，是十分有利的。

哪些人不适合用他汀类降脂药?

他汀类降脂药降胆固醇作用较强，但是也存在明显的不良反应，特别是肌肉毒性和肝脏毒性更应当引起我们的注意。常见的肌肉毒性表现为肌肉或关节部位的疼痛，伴随着生化指标中肌酸激酶的升高；肝脏方面的生化异常包括一些氨基转移酶的升高，这种情况通常发生在服用他汀类降脂药的初期。一般来说，单纯肌酸激酶升高不超过上限的10倍，氨基转移酶升高不超过上限的3倍，没有肌肉症状的患者，可以在密切观察的情况下继续服用，否则必须立即停药。

部分不适合用他汀类降脂药治疗的人群有：肝功能异常者、肌病患者、孕期和哺乳期以及未采取避孕措施的女性患者。容易出现肌病甚至横纹肌溶解症的患者，如肾功能异常、甲状腺功能低下者，有个人或家族遗传性肌病史者，有他汀类药物引起肌病史者，有肝病史、酗酒史者，都要慎用他汀类降脂药。这些患者服药后容易出现肌酸激酶增高，甚至患上致命的横纹肌溶解症。

哪些脑血管病可以手术治疗?

一般人认为，突然发生了急性的脑血管病就应该去医院挂盐水，并没想到有些脑血管病可以通过手术治疗，有些还只有通过手术才能解决问题。那么哪些常见的情况可以手术呢?

● 脑出血。手术的宗旨主要为清除血肿、引流减压，以解除脑疝危险，改善病情。一般出血量较大、占位效应明显时可考虑手术治疗。

◎ 蛛网膜下腔出血。经脑血管造影证实属于因脑动脉瘤及脑动静脉畸形破裂而引起者,为了防止再出血,宜尽早手术或介入治疗。

◎ 脑血栓形成。颈内动脉严重狭窄者,应用颈内动脉内膜剥离或血管内治疗。

◎ 卒中后颅内压增高明显者可考虑去骨瓣以减压。

中风的中医治疗大法如何?

中风分中经络和中脏腑,中脏腑又分闭证和脱证。中经络表现为肌肤麻木、半身不遂、口眼歪斜、言语不利等症,一般无神志改变,病情较中脏腑略轻。中脏腑表现为猝然昏仆、不省人事,伴有口眼歪斜、语言不利。闭证表现为牙关紧闭,双拳紧握,痰涎壅盛,呼吸气粗等;脱证表现为口张手撒,大小便自遗等。

中经络的治疗大法是活血化瘀,熄风通络;中脏腑的治疗大法是:闭证应该以驱邪为主,脱证以补虚为主。

中医对中风的治疗侧重于心、肝、肾三脏;邪实以痰、瘀、热、风为主,虚以脏腑气血阴阳亏虚为主。

中风中经络中医怎样治疗?

中风中经络的症状为口眼歪斜、手足麻木、语言不利,甚至半身不遂等,或伴有恶寒发热、肢体拘急、关节酸痛等症状。针对不同证相,有如下治法:

◎ 如身体肥胖者伴有糖尿病,治疗以活血化瘀、化痰通络为主。常用药:黄芩、决明子、葛根、半夏、天麻、白术、胆星、天竺黄、香附、丹参、桃仁、红花、络石藤等。

◉ 如中经络兼高血压，表现为肝阳上亢、风火上扰、半身不遂，兼有眩晕头痛、面目红赤、口苦咽干、心烦易怒、小便红赤、大便干结者，治以平肝泻火通络。常用药：龙胆草、豨莶草、泽泻、黄芩、天麻、钩藤、天冬、赤芍、地龙、生石决明、山栀、川牛膝、菊花、桑叶、丹皮、大黄等。

◉ 如中经络半身不遂兼腹胀便秘，头晕目眩，痰多，舌质暗红或暗淡，苔黄或黄腻，多属痰热腑实，风痰上扰，治以化痰通腑。常用药：胆星、全瓜蒌、生大黄、芒硝、山栀、黄芩、麦冬、玄参、玄明粉、苍术、陈皮、半夏、竹茹等。

中风中脏腑中医怎样治疗？

中风中脏腑的闭证以邪实内闭为主，属实证，急宜祛邪。方以抵当汤、十味温胆汤、下瘀血汤为主，药如大黄、枳实、玄明粉、桃仁、红花、地鳖虫、半夏、陈皮、茯苓、礞石等。中风中脏腑的脱证以阳气欲脱为主，属虚症，急宜扶正。常用方有参附汤、四逆汤、生脉散、独参等，药如附片、人参、麦冬、山萸肉、五味子、党参等。

中脏腑一般多是病情严重，可能危及生命，因此不能掉以轻心，除了西医抢救措施，中医也有一些很好的方法，不可轻视。

中风后遗症期的中医常用治法有哪些？

中风后遗症期的病机大多为虚实夹杂，迁延日久，虚证为多。

◉ 气虚血瘀表现：半身不遂，口舌歪斜，言语謇涩或不语，偏身麻木，面色无华，气短乏力，口角流涎，自汗出，心悸便溏，手足肿胀。治疗宜益气活血，扶正祛邪。常用药：黄芪、当归、赤芍、川芎、地龙、桃仁、红花、党参、木瓜、伸筋草、川断、桑寄牛、杜仲、牛膝、炒水蛭、鸡血藤等。

◎ 阴虚风动表现：半身不遂，口舌歪斜，舌强语蹇或不语，偏身麻木，五心烦热，眩晕，耳鸣，烦躁失眠，舌质红绛或黯红，少苔或无苔。治疗宜滋养肝肾，潜阳熄风。常用药：怀牛膝、代赭石、生龙骨、生牡蛎、生龟板、生白芍、玄参、天门冬、生麦芽、黄芩、山栀、夜交藤、珍珠母、生石决明、夏枯草等。

知识链接

中风后遗症的效药——脑力健

该药属生物制剂，分口服液和胶囊剂等不同剂型。临床应用常能收到超过传统治疗药物的意外效果。

中风后遗症的效方——补阳还五汤

“补阳还五汤”是中医药治疗中风后遗症的代表方剂，出自清代名医王清任的《医林改错》，方药组成为：生黄芪四两(120克)，当归尾二钱(3克)，赤芍一钱半(5克)，地龙一钱(3克)，川芎一钱(3克)，红花一钱(3克)，桃仁一钱(3克)。主要用于治疗气虚血瘀型中风后遗症，为补气活血的代表方剂。现代医学研究证实，该方可增加脑血流量，调节脑血流动力学，具体作用机理如下：

◎ 对血液流变学的影响：中风患者血液处于黏、浓、凝、聚的状态，运用本方后，能增加血小板内环磷酸腺苷的含量，抑制血小板聚集和释放反应，抑制和溶解血栓，以改善微循环，促进侧肢循环。

◎ 对心、脑血管系统的药理作用：补阳还五汤静脉注射，有缓慢、持久的降压作用，对麻醉家兔能显著地增强心肌收缩幅度，反映心肌耗氧量的心肌张力时间指数显著降低，心肌营养性血流量明显增加。

对免疫功能的影响：补阳还五汤能使免疫功能低下小鼠的免疫器官重量增加，提高单核巨噬细胞吞噬功能，从而表明本方具有增强机体免疫功能的药理学基础。

中风后遗症的效方——地黄饮子

“地黄饮子”出自金元四大家之一刘完素的《宣明论方》，近年来，其临床应用除涉及内科的神经系统外，还涉及内分泌系统、泌尿系统、循环系统的疾病。方药组成为：熟地黄12克，巴戟天、山茱萸、石斛、肉苁蓉各9克，炮附子、五味子、官桂、白茯苓、麦门冬、石菖蒲、远志各6克，生姜5片，枣1枚，薄荷5~7片。主要用于滋肾阴，补肾阳，开窍化痰。治疗：舌体强硬不能言语，筋骨软弱不能行走，口干但不思饮。

医案举例：张某，男，62岁，干部。原有脑梗死病史5年，反复头痛、头晕发作3年，经某三甲医院神经内科CT检查确诊为“陈旧性脑梗死”、“脑萎缩”。近半年来头晕目眩，耳鸣健忘，性格内向，表情淡漠，沉默寡言，精神萎靡，腰膝酸软，不耐劳动，性欲低下，自言自语，小便失禁，大便溏泻。予服用地黄饮子加地龙10克，水蛭6克，僵蚕15克，服用1个月后，自觉症状明显好转，继服2个月，诸症好转，生活能够自理，随访至今，一般情况较好。

针灸治疗中风的机理是什么？

针灸疗法是中医学的传统疗法之一，尤其在对于脑中风及其后遗症的治疗上，深受广大群众欢迎，有着广泛的影响和良好的声誉。

针灸在我国有着数千年的历史，它主要是根据中医经络学说，按照辨证施治的原则，运用一定的手法对相关穴位产生一定的刺激，从而达到疏通经脉气血、调和阴阳的目的。经过大量的现代科学研究证实，该疗法是治疗脑血管病，特别是其后遗症的有效方法。

通过现代医学相关研究和实验，发现针灸有如下作用：

- 针灸能改善脑血流，增加脑供血。研究发现针灸疗法能降低全血黏度及血浆黏度，加快红细胞电泳时间，降低红细胞压积及血小板聚集率，从而有助于改善脑血流，增加血氧和葡萄糖供给，减轻脑组织受损程度。
- 针灸可激发大脑皮层细胞的基本电活动，改善大脑半球的抑制状态，对大脑功能恢复有促进作用。
- 针灸对降低和调节血脂也有一定作用。通过对脑梗死病人针灸治疗前后观察，发现针灸有降低甘油三酯和低密度脂蛋白含量的作用，并能使高密度脂蛋白含量升高。
- 针灸使得血液微循环系统得以改善，有助于瘫痪肢体功能恢复。
- 针灸能增加肌肉收缩功能，提高肌电幅度。
- 针灸对体内神经介质分泌及酶系统活动产生一定的调节作用，促进新陈代谢，提高机体对物质的合成和利用能力。
- 针灸治疗前后对患者的脑 CT 扫描检查证明，针灸能促进脑血肿吸收和脑水肿消退。

中风后何时进行针灸比较好?

许多人知道针灸治疗中风疗效好，但对于中风患者应该什么时候开始进行针灸治疗却不大清楚。

一般人的观念认为，针灸治疗大多是在中风后遗症期进行。因此，脑中风患者通常先采取神经内科治疗，等结束后，再转科进行针灸治疗，结果常常错过了早期进行针灸治疗、促进身体康复的机会。

大量临床与实验证明，针灸对脑缺血后的神经元具有很好的保护作用，可以减轻脑水肿程度，减少梗死的范围。针灸还可起到抑制缺血性神经元的凋亡，以及促进脑缺血后内源性神经营养因子的合成和释放的作用。

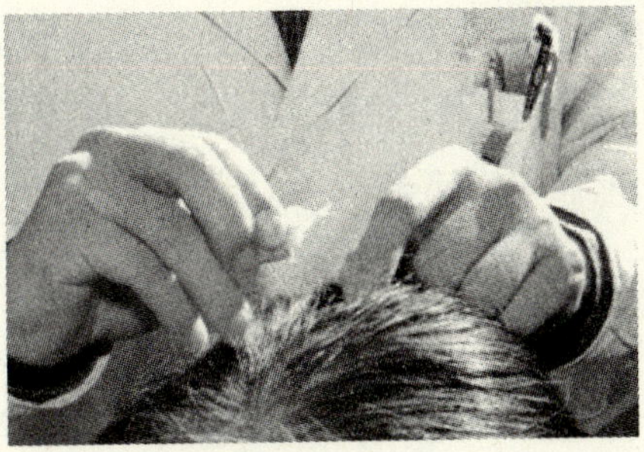

中风后的针灸治疗

中风患者早期进行针灸治疗，可有效阻止病情继续发展，提高神经系统的自我修复与代偿能力，明显改善其运动功能和认知功能，加快自然恢复过程。因此，只要患者生命体征平稳，意识清楚，病情稳定，在中风早期就应进行针灸治疗。一般脑梗死患者可在发病48小时后、脑出血患者可在发病1周后进行，比后期治疗效果更佳，有事半功倍的效果。

中医怎么辨治中风后的抑郁症?

抑郁症是中风的常见并发症，发生率较高。

中医认为中风后的抑郁主要由情志不舒、气机郁滞引起。其发生常因郁怒、思虑、悲哀、忧虑所伤，导致肝失疏泄、脾失运化、心神失常、脏腑阴阳气血失调而成。其病位主要在心、肝、脾、肾、脑。中风后抑郁中医辨证常分为以下几型：

- 肝郁气结。常见多愁善感，悲观厌世，情绪不稳，唉声叹气，失眠多梦，两胁胀满。治以疏肝理气，解郁安神。方用柴胡疏肝散加减：柴胡10克、酒白芍15克、川芎12克、枳壳15克、郁金10克、合欢皮15克、枣仁30克、夜交藤30克、生龙骨10克、神曲10克。

- 肝郁气滞。症见情绪抑郁，思维缓慢，运动迟缓，面色晦暗，胁肋胀痛,舌质暗红或有瘀点。治以疏肝解郁,活血安神。方用血府逐瘀汤加减:当归10克、生地10克、红花10克、赤芍10克、枳壳10克、柴胡10克、川芎10克、郁金10克、合欢皮15克。

◎ 痰气郁结。常见情绪抑郁,悲观厌世,反应迟钝,嗜睡。治以疏肝理气,解郁化痰。方用顺气导痰汤加减:法夏10克、陈皮10克、茯苓15克、枳壳10克、木香6克、制香附12克、胆南星10克、石菖蒲6克、郁金10克、远志10克、合欢皮15克。

◎ 心脾两虚。多见失眠健忘,兴趣缺乏,心悸易惊,善悲欲哭,倦怠乏力,面色萎黄。治以健脾益气,养心安神。方用归脾汤合甘麦大枣汤加减:党参15克、白术10克、黄芪15克、茯神15克、当归10克、枣仁15克、炙甘草10克、小麦30克、大枣15克、龙眼肉12克、木香5克。

◎ 脾肾阳虚。常见精神萎靡,情绪低沉,嗜卧少动,惊恐失眠,面色恍白,性欲低。治以温肾壮阳,健脾安神。方用右归饮加减:肉桂3克、制附片6克、山药15克、枸杞15克、熟地15克、杜仲15克、党参12克、黄芪15克、远志10克、枣仁15克。

中医通过疏肝解郁、宁心安神、滋补肝肾、健脾和胃、攻补兼施、标本同治,纠正紊乱的大脑神经,使其正常传递和传导,有较好的疗效。另外针灸治疗中风后抑郁也有一定的疗效。

治中风后遗症的常用中成药有哪些?

中成药治疗中风后遗症具有较好的疗效。如今市场上可以见到各种各样的治疗中风的药物,品种繁多,令患者及家属无从选择。现将几种常用的治疗中风的中成药作一个简单介绍。

大活络丹

有舒筋活血通络、温经散寒止痛、祛风除湿豁痰等多种功效。常用于治疗中风痰瘀引起的瘫痪、言语不清、足萎痹痛、筋脉拘挛、腰腿疼痛，以及跌打损伤、行走不便等。用法：用温黄酒或开水送服，每次 1～2 丸，每日 1～2 次。

经临床观察表明，大活络丹具有抗凝血、抗脑血栓和活血化瘀的功效，具有改善病变部位血液循环和肢体营养的作用，在治疗缺血性偏瘫的同时，还可以起到预防脑血栓再次形成和再次脑栓塞的作用。

华佗再造丸

主要功能是活血化瘀、化痰通络、行气止痛。用于痰瘀阻络之中风恢复期和后遗症所致的半身不遂、拘挛麻木、口眼歪斜、言语不清等。用法：口服每次 4～8 克，每日 2～3 次，重症每次 8～16 克。

药理研究表明，华佗再造丸能增强脑血液循环，降低血液黏稠度，促进清除颅内血肿块，抑制血小板聚集及血栓形成，使血液流通顺畅；更重要的是能直接保护脑细胞，激活正常脑细胞功能，从本质上恢复神经功能，使手足麻木、口眼歪斜、瘫痪等中风后遗症得到有效治疗。

解语丹

有祛风通络、化痰开窍之效，适用于中风后遗症之口眼歪斜、筋脉拘急、麻木冷痛、言语不清、流涎不解、吞咽不便等。用法：每日 2 次，每次 6～9 克，3 个月为一疗程。

人参再造丸

有补气活血、通经通络、强筋健骨之效，为治疗筋骨疼痛、四肢麻木、半身不遂、口眼歪斜、语言不清、手足拘挛等症而设。用法：每次 1 丸，每日 2 次。

研究表明，人参再造丸可促进血液循环，使血流加速，提高机体免疫力及修复功能，对缺血性中风有良好的治疗和调节作用。

小活络丹

有温经散寒、逐瘀通络之功效。常用于治疗脑血管意外后遗症，尤其对于手足麻木、伸展不利、肢体不暖有良好作用。用法：每日2次，每次6克。

步长脑心通胶囊

用于气虚血滞、脉络淤阻所致的中风，症见半身不遂、肢体麻木、口眼歪斜、舌强话蹇。用法：每次2～4粒，每日3次，胃病患者饭后服用。

此外，治疗中风的药物还有消栓通络片、血塞通软胶囊、脑脉宁片、脑络通胶囊、灯盏花素片、益脉康片等。

临床用药可根据病人的病情酌情选药。患有肝脏疾病、肾脏疾病、出血性疾病及糖尿病的患者，或正在接受其他治疗的患者应在医师的指导下用药。

藏医药也能治脑血管病吗？

长久以来，医学界对中风后遗症缺乏确切而有效的治疗方法。目前的共识是：单一的西医治疗对于中风后遗症效果欠佳，常因延误时机使患者致残而饮憾终身。中医藏医结合治疗中风后遗症让人们看到了一线曙光。

其实在祖国传统医药领域，除了中医系统，还有民族医学这朵奇葩。西藏地处我国青藏高原，藏民长期在高原缺氧的环境中生活，对心脏和脑血管的损伤很大。同时，西藏气候寒冷，藏民以肉食为主，高血脂、高胆固醇问题普遍。由于西藏地区心脑血管病发病率高，所以历代藏医对此类疾病都潜心研究，逐渐形成了一套较为完整的理论和治疗方法。藏医在治疗脑血管病方面确实有些绝招，尤其是对中风后遗症的治疗有突出的特点和独到的疗效，这些都是有历史和地域原因的。

藏医经典医著《四部经典》将出血性脑血管病称为“血瘫”，将缺血性脑血管病称为“脉瘫”。藏医治疗心脑血管病是在藏医“三因”学说的指导下，强调血、脉、隆（气）三者结合，通过补隆养血、降隆调脉、活血化瘀达到标本兼治的目的。

目前，治疗脑血管病的藏成药除七十味珍珠丸外，还有二十五味珍珠丸、二十五味珊瑚丸、七十味珊瑚丸等。在用藏药活血化瘀、调节神经功能、增强脑细胞再生、抑制血栓因子的同时，配合进行藏药浴，在五味甘露汤的基础上辨证加减使用藏药，可促进机体气血运行，改善血液循环。

其他一些藏医的特色疗法，如金针、银针、擦膏、按摩、松骨、经络疗法，以及使用现代医学的理疗、康复等手段也可配合协同综合治疗。

（参考、转引北京藏医院风湿网相关内容）

知识链接

藏药七十味珍珠丸

藏药七十味珍珠丸是治疗中风等脑血管疾病最有代表性的珍宝藏药。主要成分有珍珠、九眼石、西红花、檀香、降香、丁香、余甘子、草莓、高山党参、甘草、牛黄、麝香等70味。有安神、镇静、通经活络、调和气血、醒脑开窍的功能。七十味珍珠丸具有双向调节作用，对治疗缺血性和出血性中风都有良效，而且擅治中风后遗症。本药载于藏医古典巨著《四部医典》中，对血压失调、脑卒中及其后遗症、癫痫、脑动脉硬化、脑血栓、心肌梗死等心脑血管疾病，四肢麻木、拘挛僵直、角弓反张等神经系统症状有确切的疗效，具有滋补健身、抗衰老等功效。

七十味珍珠丸可显著降低脑损伤后的通透性，减轻脑水肿，使神经功能得到改善，行为障碍明显恢复。该药通过安神、镇静、通经活络可调节血压，另外对急性肾性高血压有显著的降压作用，对遗传性高血压也有较好的防治作用。

现代研究其对于脑血管的作用有：① 增加脑血流量，降低脑血管阻力，并抑制血小板聚集，降低血液黏度，抑制血栓形成，从而改善大脑血液循环和脑细胞能量代谢。② 对大脑缺血缺氧所形成的脑循环障碍，可增强其耐受力，降低脑耗氧量，保护脑细胞。③ 改善脑膜微循环，改善血液流态，增加毛细血管网点，扩张毛细血管管径，这也是临床上治疗中风的作用机理之一。

作为藏医传统药品的杰出代表，七十味珍珠丸已被收入九五版《中国药典》，是藏医临床治疗各种急慢性脑血管疾病最常用的药物。

康复　护理

中风患者会完全复原吗?

一般来说,中风患者一旦病症发作后,常会引发终身残废或死亡,无法得到完全复原。而有些患者不知道自己患过中风,或只经过很简单的短暂治疗,甚至没有经过治疗,就恢复正常的生活。事实上许多医生认为,常常有人患上非常轻微的中风而不自知,其后该病也不药而愈。那些患过不太严重的中风而活下来的病人,中风后果可能有很大差异,因而身体的康复程度差别甚大。预后取决于许多种因素,包括脑的损伤部位、组织受损的严重程度、脑其他部分的代偿能力、药物的作用等,最重要的是患者本身的意志力和努力。

中风后遗症偏瘫,用常规办法求得肢体活动或恢复运动,甚至生活自理甚难。在蜂疗实践中,证明可以使偏瘫肢体在不同程度上得以康复。需要治疗时间不一,快者几个月或半年余;慢者需几年,甚或5年不等。这与病程长短、脑髓损伤轻重或范围大小或位置、患者个体状态和心态有关。

中风后为什么要一直和医生保持联系？

进一步康复的需要。中风患者出院后或多或少留下一些后遗症，为了最大程度地恢复，需要在医生的指导下做康复训练。

控制原发病的需要。中风患者大都有高血压、糖尿病等，迫切需要在医生的指导下长期规范地治疗。

防止再卒中的需要。中风后的人血管都有不同程度的病变，而且易再发病，这就需要经常评估血管病变程度，以便及时干预，避免再次中风。

故事链接

当心脑血管病“杀回马枪”

70岁的徐大爷因蛛网膜下腔出血被送医院抢救，经过1个月的全力抢救，终于出院了。亲朋好友十分高兴，纷纷前来探望，徐大爷与客人们谈笑风生，并热情地挽留他们吃饭。一次用完饭后他感到头昏、头痛，随后手脚不听使唤，又被送进医院，结果死于第二次脑溢血。

类似的悲剧并不鲜见，这确实应引起脑溢血病人和家属的深思。脑溢血病人出院后的治疗和康复问题，其重要性并不亚于急性期。因为有统计资料表明，脑溢血中有三分之一的幸存者在2～3个月的恢复期内复发出血的几率较高，而第二次出血的危险性相当大。

所以，病人出院后仍要和医生保持联系，定期检查，并且平时应安静休息，避免用力和情绪激动，不要认为出院了就痊愈了。

其次，要按医生制定的方案吃降压药，以控制血压，避免血压骤升导致脑出血。还要避免用力排便、剧烈咳嗽等，以免诱发再次出血。

最后，病人如又感到头晕、头痛加重，或出现恶心、呕吐及短暂的肢体麻木、活动障碍等症状，可能为再出血的前兆，应速送医院。

中风出院后还要定期做什么检查？

脑血管病康复后，并不是就此无忧，除了遵从医生指导和按医嘱长期服药外，还需要定期检查，了解病情。其主要的内容就是复查引起脑血管疾病的几个危险因素：维持血压在140/90mmHg以下，最好每天监测血压变化，至少每周测一次血压，24小时稳定控制血压，使血压波动较小，不可将血压降得过低；定期查血糖、血脂、血黏度；经常测量体重，维持正常标准。

另外，对有些病人还需要做眼底检查或颈部彩超，了解颈部动脉斑块变化情况和血管硬化情况；做肝肾功能检查以了解服药后是否有肝肾的药物损害；对血压长期较高者还要观测尿液。

故事链接

年仅49岁的谢先生是一家公司的经理，高血压已有20年了。早在去年6月，谢先生就曾发过一次中风，当时症状较轻，治疗及时，经过住院治疗，恢复得很好，没有留下什么后遗症。因为工作较忙，他除了到药店买点药，还能坚持吃药外，从来也没再到医院检查过。这次，他外出出差刚回到家门口，就觉得头痛、头晕，一头栽倒在地，一夜之间便不省人事，送到医院已岌岌可危了。CT结果显示：谢先生又是脑出血。此次已是第二次发病，后果堪忧。

专家指出，对于第一次突发脑中风的病人，如果在1年内控制得好，可以延缓复发。临床研究表明，首次中风后1年内，是中风复发危险性最高的阶段。专家提醒：中风康复后应定期到医院复查，一般每半个月至1

个月到医院复查一次，接受血压、血脂、血糖、血黏度等项目的检查，了解药物的疗效和副反应，以便医生及时调整治疗方案。

据有关研究报道，每个月都定期到医院复查的一组病人中只有15%复发，而另外一组自行安排治疗者竟有75%的人发生了第二次中风，其中40%死亡。

康复治疗为什么越早越好？

急性脑血管病发病后，由于损伤了有关中枢神经，可引起偏瘫、失语，甚至昏迷等一系列症状。经过治疗，一些病人的症状虽然逐步好转，但约有2/3的病人却遗留有关节挛缩畸形、肌肉萎缩及智力降低等症状，其主要原因之一就是没有及时进行康复治疗。

为了最大限度地降低致残率，提高病人的生活质量，应尽早地进行康复治疗，这样80%病人的身体功能将得到明显改善，只有10% ~20%的病人会留有严重或中度残疾。康复训练有助于建立脑的侧支循环和改善脑的血液循环及供氧状态，促进自我调节功能的正常恢复。早期训练不仅可促进运动功能的恢复，还可避免各种并发症的发生。因此，早期康复治疗对改善病人身体功能、提高生活质量都具有重大的意义。

实践证明，凡能坚持康复训练者不但可以防止肌肉和关节萎缩，还可增强病人对外界的反应能力，提高病人的生存质量。患者恢复的效果关键在于介入康复治疗的时间，康复疗效最明显的时间是在发病后3个月内，正规的康复治疗越早越好。有资料显示，中风患者如果在1个月内开始康复训练，其功能达到生活自理水平平均只需86天，而1个月后才开始康复训练者，则需要100天以上，有时效果还不满意。

脑血管病急性期持续时间一般为2 ~4周，待病情稳定48 ~72小时后(一般脑梗死患者病后 2 ~ 3 天,脑出血患者可推迟至 1 周左右),康复治疗即可与临床诊治同时进行。值得注意的是,病情越严重,心理负担越大,恢复的难度就越大,病人和家属更应树立自信心,积极地进行早期康复训练。有些家属甚至医生都认为中风急性期需要卧床休息,担心早期康复训练会引起复发,更有人对康复训练效果产生怀疑,使大量的中风患者延误了最佳的康复训练时机,失去了康复的机会,以致形成严重的废用综合征。所谓废用综合征,就是由于患者长时间卧床、活动量不足等引起生理功能衰退等症状,这对中风患者的预后极为不利。

为什么中风后不靠静养要靠"练"?

中风发病后,一般人多认为要好好卧床休息,包括患者本人也是如此,而患者家人更是出于对患者的关心而给予周到的照料,不让病人参与一些生活自理活动。其实,中风病人这样静养,不但影响偏瘫肢体运动功能恢复,而且还易造成废用综合征:瘫肢关节僵硬、肌肉萎缩。

有研究证实,规范的康复锻炼对于中风患者上下肢运动功能的恢复具有明显促进作用。进行规范康复治疗的患者其肢体运动功能恢复明显优于未进行规范康复治疗的患者。

脑中风后损伤的神经细胞不能再生,此时,肢体运动功能的恢复就有赖于神经系统的代偿功能。这种代偿功能的建立一般不会自动发展,只有对肢体进行不断有效的刺激训练才能完成。所以中风患者要摆脱偏瘫,一定不能靠在床上静养,而要靠尽早合理的活动和康复锻炼。

中风患者在生命体征稳定后 1 周内(一般在发病后 3 ~ 5 天)就应及时开始规范的康复锻炼活动。具体活动和锻炼都应根据病人的实际情况循序渐进,不可操之过急。中风病人只要持之以恒地进行合理的康复运动训练，就可明显提高生活自理能力，改善生活质量，降低致残率。

起初可由旁人帮助病人对偏瘫肢体各关节进行被动活动，并按摩及提捏肌群，让病人练习翻身及起坐等动作，然后逐步过渡到练习站立、扶物步行、用手抓握物品等活动，让病人慢慢学会洗脸、刷牙、穿衣、进食、上厕所等日常生活活动。

知识链接

轮椅在早期康复中的利和弊

轮椅是一种有助于患者增加活动范围、扩大生活领域的工具，而且在一定程度上可作为患者上下肢活动训练的工具。它主要应用于不能行走的患者，尤其对上肢正常、下肢废用的患者最合适。轮椅能够给予瘫痪患者一种生活自理的信心和勇气，在相当程度上改善了患者的自卑和依赖的心理，丰富了患者的生活，同时起到一定的锻炼肢体的作用。

但是，需要注意的是，轮椅同时也容易助长患者逃避锻炼患肢、过分依赖他人的心理。个别患者因为有了这个可以代步的工具，影响了对康复锻炼的积极性，这样就会推迟或延误肢体功能的恢复甚至造成不可逆的后果。这是使用轮椅的不足之处。

怎样进行早期主动性康复训练？

偏瘫训练宜早不宜迟。缺血性中风后，只要病人神智清楚，生命体征平稳，病情不再发展，在 48 ~ 72 小时后就可开始主动性康复训练。高血压、实质性脑出血患者一般宜在 10 ~ 14 天后进行。不完全瘫痪或完全性一侧偏瘫的患者，当患侧的肌力已有恢复时，应积极地做主动运动。主动性康复训练旨在通过主动运动恢复肌力、增加关节活动范围、改善肢体或肌肉的协调性，从而降低脑中风的致残率和致残程度。通常的主动性康复训练内容如下：

◉ 先在床上练习左右翻身。因躯干部分是受大脑双侧锥体束所支配，所以瘫痪一般不完全，恢复起来相对较快。再进一步做肩关节外展、向前、向后动作，肘关节、腕关节的屈曲和伸展动作以及握拳和伸掌动作。下肢的练习为外展、内旋和屈曲动作，以锻炼下肢的肌力和关节的功能为主，每次做 10 分钟，每日 2 次。

◉ 让患者练习从健侧或患侧坐起，应与翻身训练同时进行，注意不要让患者背靠物体而坐。

◉ 一般偏瘫的脑血管病患者下肢功能的恢复较上肢早，在患者能独立坐稳后开始站位训练，当独自站稳后再将身体重心逐渐移向患腿，训练患腿的持重能力。

◉ 已能下床的患者，先在别人的帮助下练习站立平衡，患腿持重达体重的 75% 以上并可向前迈步时，才能开始步行训练。

练习站立行走，要首先做原地踏步，培养正确的步态，纠正八字足，防止身体过于向健侧偏斜。逐渐过渡到自己扶持物体（如床栏、单杠等）站立或抬腿，练习用患足持重站立，适应后再持拐杖或徒手行走。为了培养步伐的平稳性及灵活性，可让患者练习上楼梯、沿直线行走、循画在地上的足印步行等。及早开始直立行走，是防止下肢挛缩畸形，特别是防止顽固的足下垂的有效方法，也是改善全身生理功能的有效措施。

◉ 在患者能独立坐稳后就可进行日常生活能力训练，如吃饭、穿衣等。

此外，患者有条件最好理疗、按摩和针灸同时进行，以促进功能恢复与运动自控。

按摩对中风后偏瘫的康复有何作用?

一般人认为按摩只是一种保健的手法,不会想到还可以治病。其实按摩可以治疗包括内科在内的很多种疾病。按摩对中风后偏瘫患者也非常有益。如今,按摩已成为我国独特康复疗法的一个组成部分。

实践证明,按摩可以使受作用的部位发生物理和化学变化,改变局部组织的生理反应。具体而言,按摩是通过神经系统反射性地调节身体功能,使瘫痪肢体血液循环和淋巴循环得到改善,营养局部皮肤和肌肉,增加肌肉和韧带的伸缩性,解除肢体的挛缩、畸形及肌肉痉挛。

按摩能使局部的毛细血管扩张,血流丰富,皮肤温度升高;能促进汗腺的分泌,增加皮肤的弹性;能提高白细胞总数,增强吞噬功能,提高血清补体效价。所以经常按摩能提高人体的免疫功能。

此外,按摩还具有调节神经功能的作用。在瘫痪的肢体上按摩,可以使神经系统的兴奋与抑制处于相对平衡的状态。一般来说,轻柔缓慢而有节律的手法,对神经系统有抑制和镇静作用;急重的手法对神经系统有兴奋作用。

中风患者出现关节僵硬、行动迟钝是最常见的体征,通过推拿按摩可松解粘连,滑利关节,改善关节部的营养,促进新陈代谢,增加关节的活动度,使关节功能逐步得到恢复。因此,许多中风患者通过按摩加快了康复的进程。

脑血管病恢复期按摩的原则是什么?

按摩治疗中风具有双向调节(包括溶栓、止血)作用,可解除颈脑血管痉挛和降低颅内压等。同时,按摩对偏瘫肢体的恢复十分有利,不仅可刺激神经营养功能,促进肢体血液循环,放松肌肉,降低肌张力,减少肌肉挛缩和萎缩,同时还能提高机体免疫力,使白细胞总数增加,吞噬作用增强,血清补体效价增高。

按摩部位和范围:一般来说,患侧肢体凡能够按摩到的地方,都要进行按摩。其顺序可先从头部开始,再逐步到下肢。按摩的时间和力量,应因人而异。对年龄大者和体弱者,按摩的力量要轻,持续的时间要短;反之,对年龄较小、偏瘫程度较重的患者,按摩的强度要大,持续的时间要长。

按摩时若病人出现头晕、心跳加速、出冷汗、气短等症状,要停止按摩,让其卧床休息。出血性脑血管病急性期,为防止再出血,暂不宜按摩。脑栓塞患者伴有严重心功能不全者,也不宜按摩。脑血栓形成患者若病情进一步加重,应停止按摩。

如何对脑血管患者做家庭按摩?

许多人在为中风患者按摩时重点在偏瘫的手脚上,其实这样按摩收效较差。有效的按摩需要对全身有步骤地进行。在家庭中,患者家属可以采取简易的按摩方法。

按摩步骤:先按摩患者肩颈部和头脸部,再按摩背腰部,最后按摩上下肢和胸腹部。按摩力度先轻后重,循序渐进。每天可按摩 1 次,每次 20~60 分钟。

按摩姿势:发病 1 个星期内患者取仰卧位进行按摩,头部和上身比下肢稍高;以后可取仰卧、侧卧、坐位。

头颈部按摩

◉ 可用手指拿捏患者肩颈部的斜方肌和相关的督脉、膀胱经、大肠经、三焦经等。

◉ 用手指按摩患者肩颈部的肌肉和天柱、哑门、风池、肩井、廉泉等穴。

◉ 用手指按揉患者头脸部的肌肉和百会、囟会、印堂、太阳、人中等穴。

腰背部按摩

用手指或掌跟揉按患者腰背部的竖脊肌、腰方肌、脊柱,以及相关的督脉、膀胱经等。

上肢按摩

用手指拿捏、揉按患者患侧上肢的肌肉和天府、曲泽、手三里、外关、内关、合谷等穴。

下肢按摩

用手指拿捏、揉按患者患侧下肢的肌肉和血海、足三里、委中、涌泉等穴。

胸部按摩

揉按患者胸腹部的肌肉和华盖、玉堂、膻中、中脘、天枢、气海等穴。

(转引中国健康世界网相关内容)

失语者还能恢复语言功能吗?

语言是人类最主要的交流方法,失去了语言交流功能不但严重地影响日常生活、工作,同时也妨碍了患者和亲人朋友间的情感交流,给病人心理和精神上带来极大痛苦。

失语者能否康复以及康复的程度主要与失语的程度、类型,疾病的性质、时间,以及能否进行语言功能训练等因素有关。

一般来说,运动性失语对治疗反应较好,感觉性失语和混合性失语对治疗反应较差,而不完全性失语较完全性失语更易恢复。

从具体疾病性质来看,一般认为,出血性脑血管病引起的失语比缺血性脑血管病引起的失语预后好,恢复的可能性大。在缺血性脑血管病中,脑栓塞引起的失语又比脑血栓形成引起的失语预后好。

同时,语言功能的恢复效果除了与语言训练方法和患者的积极性有关外,还与患者的年龄、精神状态、文化程度、理解能力等因素有关。若患者年龄较轻,有较高的文化程度和理解能力,精神状态好,并能积极地进行语言功能训练,一般2~6个月便可逐渐恢复。病程超过1年者,即使进行语言训练,效果也不好。

如何帮助失语者恢复语言功能?

脑血管病患者的失语主要有运动性、感觉性和混和性失语等类型。在帮助患者恢复语言功能时,必须对各种类型的患者给予不同形式的语言及动作刺激来进行由简单到复杂的训练。

● 口语表达能力的康复训练。语言功能的恢复主要靠锻炼,先要进行舌肌、面肌、软腭和声带运动的训练,以使语言肌肉的功能得以恢复。如训练患者用喉部发"啊"声、咳嗽或用嘴吹火柴诱导发音;让病人按数字顺序说话,如1、2、3、4……,或一天、两天、三天、四天……,等等。另外,应训练病人说出日常用具的名称,如书、报、笔、牙刷、茶缸等,训练要先易后难,循序渐进。病人能够发音后,要自己反复练习,训练说话能力。

● 听理解障碍的康复训练。教患者看训练者发音时的口唇动作与声音的联系,并配以物或图,以达到理解目的。感觉性失语患者,因为听不懂别人说话的意思,又不能主动地进行训练,恢复起来较困难。

● 文字理解力的康复训练。让患者看图、画、实物等,如在说“钥匙”后给患者指图或实物,然后再让患者复述“钥匙”。这种训练内容可逐渐扩展,让患者学会复述单字、词汇、句子和文章,使语言内容丰富起来。

● 书写的康复训练。应从写患者的姓名开始,渐至抄写词句,直至写短文,用左手写。

训练方案应因人而异,且有一定的进取性、针对性、趣味性,如有的老人患中风失语,但还能唱歌,则应鼓励其唱歌。坚持“听、视、说、写”并行,天天练习。有些患者伴有心理障碍,对训练不积极甚至拒绝治疗,羞于开口。因此,要耐心地引导,不可急躁;训练内容一次不可过多,免得使患者反感,不配合治疗。

一般经过2~6个月的训练,失语症状可有不同程度的恢复,但只要语言功能未完全恢复,仍应坚持康复训练。有的患者甚至经过5年时间,语言功能才完全恢复。

此外,理疗、超声波治疗、针灸,以及促进神经代谢药物治疗、活血化瘀通经活络的中草药治疗等均可同时采用,以利卒中的康复训练更快取得成效。

(参考、转引济南市老年修养康复中心网站相关内容)

知识链接

哈佛中风新疗法:唱生日快乐歌医治失语患者

失语是中风的后遗症,美国哈佛医学院一位著名神经科专家通过教导中风病人唱生日歌《祝你生日快乐》,成功帮病人恢复语言能力。

同时兼任贝丝·伊斯雷尔女执事医疗中心神经病学副教授的施劳

格，是首位进行“音乐声调疗法”随机临床实验的科学家。他在美国科学促进会年会上播出一段影片，片中施劳格先要求一名因左脑中风而失语的病人念出《祝你生日快乐》的歌词，病人只能重复读出N和O两个字母。研究员之后用手按在病人左手上，有节奏地打拍子，施劳格此时再次要求病人唱生日歌，对方竟可清楚唱出“祝你生日快乐”。另有病人被教导唱出“我口渴”和自己的地址。

（转引文汇网相关内容）

脑血管病患者静脉输液选择哪只手也有讲究吗？

静脉输液给药是治疗脑血管病的重要方法，但对于肢体瘫痪的病人，正确选择输液部位常对患者的康复进程有重要影响。

一般人认为，输液只要血管通畅，选哪只手应该是一样的。家属甚至护士也认为患侧的手臂不会动，针头易固定，不必担心穿刺针脱出血管。而患者本人也怕输液过程中遇上吃饭、喝水而麻烦别人，故有意在患侧输液，留下健侧的手臂能够方便活动。还有少数病人缺乏必要的医学知识，认为药输在患肢才是最直接、最有效的治疗方法。

其实，上述认识和做法均不正确。有人曾经对265例在急性期进行过输液治疗的偏瘫患者进行观察，主要选择健、患侧肢体输液对比，观察对某些并发症的发生产生的影响。结果发现选择患肢输液后出现静脉炎、液体渗漏到血管周围组织，以及肢体深静脉血栓形成的发生率明显高于选择健侧输液的情况。这些并发症不仅增加了病人的痛苦，延长住院时间，还有可能影响肢体的功能恢复。患肢输液之所以容易发生上述并发症，多由于瘫痪肢体不同程度存在血管舒缩运动障碍及血管壁的渗透性改变，加之肌肉辅助收缩的功能减弱，就很易使血流减慢，血液堆积。

因此，正确的做法是尽量选择健侧输液。在患侧输液不可避免时，应该在输液前后主动或被动活动患肢，抬高肢体，加强保暖，以促进肢体的血液循环，防止并发症的发生，最大程度地减少致残率。

（参考上海卫生网相关内容）

偏瘫的肢体为什么会肿胀？如何处理？

偏瘫患者一侧的手臂和下肢常常会出现肿胀，使得患者和家属困惑，担心会不会有其他严重的后果。患侧肢体的肿胀主要和静脉回流不畅有关，静脉回流不畅有两方面的原因：

- 血液循环不畅，静脉回流障碍。全身的血管由心脏流向动脉给机体组织细胞内灌注新鲜血液；静脉则负责把机体利用过的血液重新送回心脏。动脉血流的动力来自心脏每一次有力的收缩和血管壁的弹性；而静脉回流主要靠它与心脏之间的压力差，以及肌肉收缩对血管壁的挤压力。由于静脉壁较薄，弹性差，这种挤压力的作用就显得特别重要。当肢体瘫痪后，肌肉因失去了神经支配，停止了收缩活动，所以，肌肉对静脉血管的挤压力也就消失了，致使静脉回流障碍。

- 营养代谢障碍。当肢体偏瘫后，失去了神经支配，偏瘫侧肢体便会继发营养代谢障碍，使血管的舒缩功能调节失调，收缩和舒张反应变得迟缓，静脉血回流速度减慢。

以上原因使得静脉中的血液瘀滞不畅，管腔内的压力增大，液体很容易被挤压到血管壁外，滞留于组织间隙中，于是便产生了肿胀。

轻症肢体肿胀，通过改善条件，让静脉血尽快回流心脏，水肿会很快消失，不会产生危害。若水肿较严重，其中的蛋白质成分就会在组织中沉积下来，变成纤维组织。如果发生在关节周围，可导致关节强硬和挛缩，应积极治疗。

发生肿胀后，可以采取高位患肢的方法解决，比如坐位时，可用支架或其他支撑物托扶一下，使手抬高；卧位时，除手及前臂外，下肢也应垫上1～2个软枕头，使患侧肢体比身体的水平位高一些。这样可减少重力对血液灌注的影响，促进血液回流。

另外，也可通过按摩、揉捏的方法，使患肢肌肉产生被动的活动，增强静脉及淋巴管的回流，同时增强了局部的代谢功能，但动作一定要非常轻柔，关节的活动范围不宜过大。一般只要方法得当，水肿会在数小时至数天内消退。

瘫痪病人怎样预防褥疮？

脑血管病患者由于长期卧床，局部组织受压过久，引起神经营养紊乱，血液循环障碍，局部组织缺血、缺氧而发生软组织损伤，导致正气虚弱、气血运行不畅而形成褥疮。

预防褥疮应做到以下几个方面：

- 有条件的患者以使用充气的气垫床为最理想的防褥疮制品。
- 定时翻身，解除压迫，恢复受压部位的血液供应。每2～4小时变换体位1次，病情稳定后可增加翻身次数。翻身时动作要轻。对骨突出部位要放置气圈、海绵垫或棉垫，使受压部位悬空，以防继续受压。
- 保持患者皮肤清洁干燥。受压部位的皮肤常受汗液、分泌物、尿液等污染，若褥单下铺有垫子等物，更易于引起皮肤浸润和感染。因此，要每天早晚用温水擦洗受压部位1～2次；衣服、被褥污湿后要及时更换；保持臀部、背部、会阴部清洁干燥，用温水擦洗浸渍部位，夏天在擦洗后应扑上滑石粉。

◉ 定时按摩受压部位。根据病情，每天按摩 2 ~ 4 次，对骨骼隆起部位，每次至少需按摩 3 ~ 5 分钟，以活血通经。按摩时可选用 50% 红花酒精、当归活络酒、滑石粉等。如皮肤干燥，可涂 5% 硼酸软膏，以免干裂出血。按摩时手掌紧贴皮肤，压力由轻到重，再由重到轻，做环形按摩。

◉ 定期检查。如仰卧位易引起骶骨、足跟处褥疮，侧卧时易引起左侧或右侧大转子部位的褥疮等。如果发现患者局部皮肤潮红、发热、疼痛，则可能即将发生褥疮，这时应采取多种措施，增加翻身次数和按摩次数，并予以热敷等处理。

◉ 确保蛋白质、维生素和水分的摄入量。营养不良的患者因皮肤对压力损伤的耐力下降，容易发生褥疮，而且治疗也困难。所以，患者应多进食富含蛋白质和维生素的食物，摄入足够的水分，以增强皮肤抵抗力。

褥疮发生了该如何进行护理？

脑血管病发生后，由于长时间卧床，或没有及时采取正确的预防和护理措施，不少患者会不同程度地生出褥疮。褥疮进一步加重会造成局部和全身感染，不但会造成局部组织坏死，并发其他病症，还可危及生命。

褥疮一旦形成，除积极加强预防褥疮的护理外，还要根据情况积极采取如下治疗措施：

◉ 及时清洁创面和换药，每日 1 ~ 2 次。创面脓性分泌物多，伴有炎症反应时，用 1 ∶ 5 000 过锰酸钾溶液清洗创面后，外敷雷佛奴尔布。

◉ 糖尿病患者患褥疮可用普通胰岛素 15 ~ 20 个单位湿敷创面，每日 2 次。

◉ 中成药可用生肌散、生肌玉红膏，也可自制蛋黄油（鸡蛋煮熟后去掉蛋白，将蛋黄放入铁勺内，用小火烘烤，取其油）、紫草油（紫草 3 克泡于芝麻油 50 毫升内，至油液呈紫红色即可）外涂。

● 中药方可用金银花 30 克、蒲公英 15 克、防风 6 克、当归 12 克、白芷 15 克、天花粉 12 克、乳香 6 克、没药 6 克、孩儿茶 10 克、芒硝 30 克，水煎外洗；洗后将浸此药液的纱布敷在疮面上，每日更换 2 次。用药后坏死组织易脱落，肉芽组织生长快，创面愈合加快。

● 用艾条进行局部灸治也是一个有效而简便的方法。不过需要注意应在通风条件下进行，并且小心控制艾条与皮肤的距离，以免造成烫伤。

另外，还可配合用紫外线、红外线照射，每日 1～2 次，以促进创面愈合。

脑血管病患者发生便秘时该怎么办？

脑血管病患者由于长期卧床不起，不能活动，进食量少，特别是吃含维生素的食物较少，容易发生便秘。如果用力排便，会使血压骤升、颅内压增高，诱发再出血。因此，必须重视。

对轻症便秘者，可适当调整饮食结构，多吃一些含纤维素较多的蔬菜、水果，或每天喝少量蜂蜜，同时按摩腹部。经上述治疗后一般便秘便会解除。必要时可用开塞露 1～2 枚，剪开口后直接挤入肛门内；或将肥皂剪成长条状，用温水稍加浸泡，从肛门塞入，尽量保留，直至便意急迫为止。也可口服石蜡油 30 毫升或果导片 2～3 片。中医可用麻仁润肠丸或全瓜蒌、决明子、生地各 15 克开水泡饮，或配合针灸治疗。

在用药无效时，可戴橡皮手套将肛门内粪块挖出来，还可进行灌肠治疗。灌肠是治疗便秘最有效的方法，一般可用中药火麻仁、全瓜蒌、生地、玄参、枳壳各 30 克煎汁灌肠，这样比用肥皂水灌肠效果佳，且对中风有很好的治疗作用。但灌肠不是脑血管病患者的常规治疗手段，只对便秘特别顽固者应用。一般灌肠方法是：取生理盐水 1 000 毫升左右，或温水 1 000 毫升加少量肥皂水，放入灌肠桶内，温度以不烫手为宜；将橡皮管插入肛门内 10～15 毫米，然后抬高灌肠桶，放开管夹，让液体进入肠内；灌后拔出橡皮管，给病人垫好便盆，嘱病人尽量保留灌肠液，经 3～5 分钟即可排便。

故事链接

相传公元前 582 年，晋景公身患重病后，召桑田巫为其诊治。桑诊后直言不讳地说："国君病势危重，恐怕已难以活到吃新麦的时候了。"晋景公惊疑，遂特邀秦国名医会诊，医术高明的医缓诊视后，得出类似的结论。事过不久，便动镰割麦，晋景公盛怒，暗思："桑田巫诅咒寡人，说我已活不到新麦动镰，今天我要让你看我吃上新麦。"随遣厨师以新麦为膳，并召桑田巫来见。正值进食之际，晋景公突感腹痛、腹胀、便意急迫，随至厕房，猝倒于粪坑之上而一命呜乎。

那么，晋景公是患何病而死的呢？据资料显示，认为系患脑出血所致。晋景公由于盛怒，加之进食后腹胀、便秘，大便时憋劲用力，造成脑出血而猝倒厕所而死。

在医学发达的今天，脑血管病仍为严重危害中老年人健康的疾病。故在平时应注意自我保健，其中重要的一条，就是需要经常保持大便通畅。这是因为若大便秘结，大便时要憋气用劲，这样血压就急剧升高；松劲时血压又急剧下降。特别是蹲的姿势大便时，更容易出现这种大幅度变化，以致大便时引起脑出血。所以脑血管病人在平时要特别注意保持大便通畅。

脑血管病患者常有哪些心理障碍?

据医学资料显示,高达 80% 的中风患者会出现心理、情绪失常。因此在日常生活中注意患者心绪的调整是非常关键的。中医认为,此病系平素气血亏虚、阴阳失调,加之忧思恼怒等致气血运行受阻,或肝阳上亢、阴虚火旺致气血逆乱所致。因而病人多情绪急躁焦虑,且因病程较长,生活不能自理,患者往往多疑、固执而易激动,有的甚至产生悲观抑郁情绪。

脑血管病患者由于病情轻重的不同,以及年龄、性别、家庭、职业等因素不同,其心理发生的心理障碍轻重和类型也各不相同。常见有以下几种:

- 焦虑不安。在发病最初阶段较突出。由于对突如其来的打击缺乏心理准备,无法适应,而表现为焦虑不安,担心瘫痪不能康复。常伴有失眠、心悸、胸闷、胃肠功能紊乱等症。

- 自卑。由于肢体瘫痪、生活不能自理给生活带来诸多不便,从而产生苦闷、自卑、自责等心理,严重时甚至产生厌世轻生思想。

- 抑郁。患病后往往担心婚姻、赡养、经济困难等问题,常出现忧愁、失望、情绪低落、暗自伤感、抑郁淡漠等症。

- 急躁暴躁。常因治疗一段时间后未达到理想目标,患者会失去耐心而产生急躁情绪,抱怨家属、单位关心不够,无理取闹,甚至自伤或伤人。

- 心理依赖。表现为事事依赖他人,只要有人在场,本来可以自己做的事,也要让别人去做,总认为自己的疾病需要长期休养和治疗,不愿重新走上社会。

怎样对中风患者进行心理治疗?

人的心理活动,是脑组织精神功能活动的表现,是脑的神经功能之一。中风之后由于脑神经功能受损,多带来不同程度的心理变化。平时身体尚健而突患中风的人,常难以承受这突如其来的打击,产生一系列复杂的心理变化,出现不安、恐惧、焦虑、忧郁、失望等不良情绪。而这些心理情绪的变化直接影响着中风的治疗与康复,因此心理治疗就显得十分必要。

从医护人员的角度来讲,应对患者用心关怀,热心服务,要多深入病房与患者交流;发现患者的痛苦应及时治疗处置,建立患者对医护人员的信任感;及时向患者及其家属耐心说明病情,讲明主动配合治疗的意义;鼓励患者与医护人员合作,增强战胜疾病的信心。

患者则应注意自我心理调节。中风患者要学会心理的自我控制和调节,保持良好的心态和稳定的情绪。为此应正确对待疾病,保持愉快乐观的情绪,主动配合医生治疗,专心治病,排除杂念;应根据病情坚持主动锻炼或被动锻炼,量力而行做些力所能及的事情。

家属也应密切配合心理治疗。中风患者由于生活不能自理或基本不能自理,心理上非常压抑和苦恼。此时家属的态度、表情都可能对患者的心理产生很大的影响。因此,家属要及时了解患者的心理,多与患者接触交谈,多开导、安慰和鼓励,不要说伤害患者自尊和感情的话。特别是对生活不能自理的患者,在喂药、喂饭、洗澡、处理大小便、翻身时,不要流露出不耐烦的情绪。这些都有助于患者形成良好的心态。

中医是如何养生保健的？

中医养生讲究顺应四时，调和阴阳。春生、夏长、秋收、冬藏，这是自然界的规律。中医认为，人应该顺应大自然的规律。比如，春天的时候，天地间有一种生发之气，万物充满蓬勃生机，人应顺应此规律，夜卧早起，披发缓形，广步于庭。冬天阳气秘藏，人不能太张扬、太发散，起身不宜太早，要等待日光。中医养生主张因时、因地、因人而异。

中医养生包括形神共养、协调阴阳、顺应自然、饮食调养、谨慎起居、和调脏腑、通畅经络、节欲保精、益气调息、动静适宜等一系列养生原则，而调和阴阳是其核心思想。具体做法如下：

第一是养心。养心是养生当中最重要的一点。人都有喜、怒、哀、乐、悲、恐、惊，这是人的七种情志，过了头就会生病。要注意保持健康、向上、年轻等心态。养心立德是一个人健康的内在要素。故《黄帝内经》说："恬淡虚无，真气从之，精神内守，病安从来？"

第二是饮食有节。关键要有合理的膳食结构。《养生录》中谈到养生"六宜"：食宜早些、食宜暖些、食宜少些、食宜淡些、食宜缓些、食宜软些。

第三是运动。所谓"流水不腐，户枢不蠹"，是说人应经常运动。比如，常练五禽戏、太极拳等，可使气血通畅，保健长寿。但运动要根据年龄、体质等情况来决定运动量，千万不能过量。

第四是房事。房事要讲究一个度，要根据年龄和身体状况量力而行，坚持欲不可早、欲不可纵、欲不可无。

第五是气功。就是平时做一些静坐放松的养生功法，吐故纳新，实现去病强身。

第六是药饵。就是根据自己的体质情况，服用一些药食兼备的物品，达到保健养生的目的。如柏子仁，就是柏树的果子，是一种养生长寿食物，有养性、安神、润肠、通便、养颜的功效。

为什么体弱多病的人往往能长寿？

生活中确实有不少患者年轻时就体弱多病，或在迈入老年之前患过严重疾病，却相当长寿。有哪些原因呢？

- 体弱多病者因自知有病，常能珍惜和保养自己的身体，注意调理性情和饮食起居，往往比那些“壮”而忽视自我保健的人更长寿。

- 体弱多病者往往积累了一些经验，在突发疾病时能应付自如，少出意外。另外，像感冒能刺激人体免疫系统产生较多的干扰素，还能激活某些免疫细胞，使得人体对某些病有一定的免疫能力。德国一项研究发现，经常反复感冒的人往往比不常感冒的人少得癌症。

- 体弱多病者一般不争强好胜，不做力不从心的事，尽量避免生气，生活得比较安逸。而一些一贯身强体壮、自觉没病的人，盲目地认为自己身体好，生活不规律，饮食无节制，而且争强好胜，攀比心强，常追浪赶潮，容易麻痹大意，以致忽视了各种危险信号，到头来自食苦果。

当然，不是所有的体弱多病者都能长寿，这还要看病情的严重程度和对身体的影响程度等。但到了老年期，经常感冒，多病体弱，常常是免疫力低下的征兆，还是必须引起警惕，及时到医院检查。即使检查结果一切正常，也应认真反思一下自己的生活起居是否有不当之处，多加小心，细心调养，才能延年益寿。

脑血管病患者如何安度炎夏?

夏季高温,血流量为散热所进行的重新分配,使有限的血液纷纷涌向皮肤;同时,出汗增多而水分补充不足时,还会出现血容量不足、血液黏稠和低血压等变化。这些情况会造成大脑血流量的锐减,对心血管调节功能不良及因脑动脉硬化原本供血不足的大脑,缺血将进一步加剧,导致脑血管病加重和复发。另外,老年人对高温气候的适应能力较差,易发生中暑,而中暑也会导致脑血管病复发。

所以脑血管病患者在夏季要加强防暑降温,注意室内通风,避免在太阳底下曝晒,中午少出门。但应注意,空调温度过低会导致受凉发烧;电风扇不能直吹头部,否则头部受凉可使脑血管收缩、脑血流量减少而导致供血不足。

老年人胃肠功能较差,夏季更易腹泻,体内水、电解质平衡失调,从而导致血液黏稠,血液循环减缓,加重大脑本身的疾患。因而要保证饮水量,使体内水分充足,改善血液黏度。注意饮食卫生,饮食要清淡、少油腻,不饥饿时莫强食,防止血黏度增高。

盛夏之际,要保证充足的睡眠。注意保持良好的情绪。静坐或静卧时间不宜过长。平时下棋、打牌时间不可过长。

午饭后不要马上入睡,否则会使全身血液流向消化道。

洗浴时注意水温不能过高,以免引起肌肤血管扩张,大脑血流骤减。

夏天血压容易偏低,有高血压的脑血管病人要调整药物剂量,若降压过低,尤其睡前服用降压药更会加重病情和诱使复发。

锻炼要选择通风好、阴凉处进行,时间应在早晨或晚饭后较凉爽的时候,并适当调整锻炼内容和运动量。

如果老人夏季感觉“闷热”难受，忽然出现轻微症状，切勿以为是“天热吃不好睡不好”之故，应及时去医院诊治。

脑血管病患者冬季怎样保健？

脑血管病是中老年人的常见病、多发病，尤其在冬季，病情易变化发展，所以应加强冬季保健。

冬季和其他季节相比最大的不同就是气温变低，寒冷的气温容易使血管收缩，导致血压升高。还有在北方地区室内外温差大，这也是导致脑血管病病情加重和反复的重要因素。所以脑血管病人应注意防寒保暖，避免严寒刺激，特别是寒潮袭来时，气温骤降，要注意及时添加衣服；并坚持正确服药，将血压控制在较理想的水平，保持病情稳定。

另外，冬季室内的空气由于缺乏通风，质量相对比较差，这也会加重脑血管疾病。冬季人也变得懒了，很多人都喜欢窝在家里，不喜欢外出运动，缺少运动也是导致脑血管病加重和复发的重要因素。故应定期开窗通风，在气温适合时，要有一定的外出活动。

冬季的饮食也有一些变化，比如吃火锅就会偏咸一些，而过咸的饮食会增加血液的容量，血液黏稠度也会有相应变化。故应保持饮食清淡，蔬菜不能少，少吃油腻食物，禁忌烟酒，适当吃些产热量高和营养丰富的食物，如瘦肉、鸡、鱼、乳类及豆制品；并应经常保持大便通畅。

适当控制情绪，防止过度疲劳。经常进行体格检查，预防和治疗并发症。并应常测血压，定期进行血脂、血糖等检查。发现问题及早处理，防患于未然。

中风后还有“性福”吗？

性生活是人类正常生活的一部分。随着近年来中风出现年轻发病趋势，中风患者的性生活问题就更显得突出。

一般患者都认为，中风后能够保命已是大幸，不敢再有奢求，性生活与中风者无缘。多数中风病人性欲减退，而部分病人虽有性生活要求，但害怕性生活使疾病复发或加重。实际上这有一定的误解。

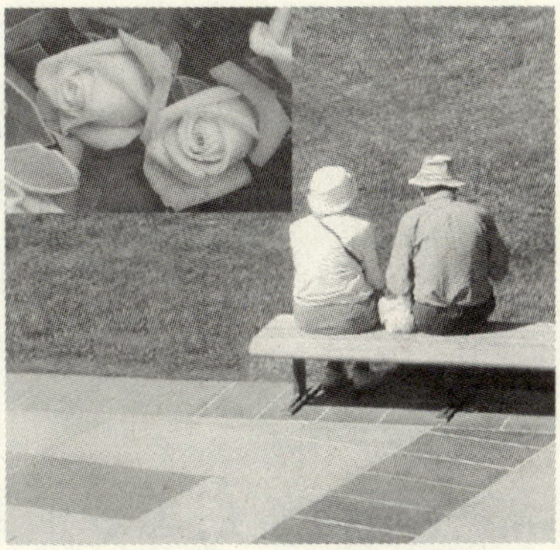

中风后仍有晚年“性福”

据国外报道，中风病人性欲减退的主要原因是心理因素所致，体力降低或肢体偏瘫引起的不便也是一个方面。性学家对 82 名平均 56.3 岁的中风后存活的男性进行调查，发现他们虽然都遗留有不同程度的偏瘫、失语、站立不稳、行走不便等，但仍有性欲者占 84.1%，其中至少还有半数左右的人仍有正常的勃起能力。而那些中风后阳痿的病人，大多是心理因素造成的。一是担心性生活会使病情加重或复发而控制性欲，使性功能受到抑制；二是中风后出现的抑郁、焦虑等情绪容易造成阳痿；三是妻子的埋怨和不配合，加重了患者的思想负担，造成阳痿。

性行为是人的本能，在健康条件允许下，可以有“性福”，以改善生活的质量。虽然性生活的时候血压会有一定程度升高，但其血压升高的程度类似于日常生活活动，如果已经可以进行日常生活活动，那么性生活通常也是安全的。

不过，虽说中风康复后的患者能过性生活，但也必须注意：一是不可在酒足饭饱后过性生活；二是不要过度兴奋；三是动作不要太剧烈，应根据身体情况量力而行；四是性交次数不可太频；五是选择使患者感到轻松舒适的体位；六是性交时间不要太长；七是性生活过程中若感不适，如精神不支、头晕、头痛、肢体麻木等，应立即暂停。

从中医来看，中风常常和肝肾亏虚、肝阳上亢有关，而男子40岁之后本身肾脏就亏虚，所以性生活大不如以前也属于正常的生理现象。针对这种情况，要适度减少性生活的次数，若房劳过度，损伤肾精，对病情不利。

另外，对于老年患者来说，性交并不是性生活的主要形式，因此可以采取拥抱、抚摸、叙谈、倾听等方式交流情感。

适合脑血管病患者的锻炼项目有哪些？

据研究发现，锻炼可以激发中枢神经的活动，使大脑血流量增加，供氧增加，脑力增强，思维敏捷，并可解除神经紧张和焦虑，有助于睡眠。

锻炼使心肌有力，泵力增加，全身血液供应充沛。

锻炼可改善脂肪代谢，增加机体能量消耗，降低血中甘油三酯和胆固醇含量，以达到减肥的效果。

锻炼能增加食欲，促进胃肠道的分泌和蠕动功能，预防和治疗习惯性便秘。这些也是脑血管病患者需要解决的一些重要问题，因此锻炼对脑血管病患者可以带来益处是不言而喻的。

由于脑血管病的对象多属中老年人，所以通常体育锻炼的项目和内容宜采用体力负担不大、动作较简单易学、体位变化小而又能取得效果的运动。较适合的项目如太极拳、气功、练功十八法、慢跑、各种健身操、散步等。目前比较一致推荐的就是走路（快走）健身，被认为是老年人最好的运动。

脑血管病患者体育锻炼要遵循哪些原则?

◎ 量力而行。掌握好运动量及其强度是取得成效的关键之一。超量运动反而带来危险。根据各人的年龄、体力、耐力,决定锻炼的种类、强度和时间。特别是年龄偏大、体质较弱者锻炼时间不宜过长,运动量不宜过大。例如,跑步结束后,心率在5~10分钟内恢复到原来水平,大体合适。一般运动量适中的脉搏平均为每分钟110~120次,亦可用公式计算,公式为:170-岁数=适中运动量的每分钟脉搏数。以不感到过分疲劳和紧张为原则。

◎ 循序渐进。锻炼宜由易到难,时间由短到长,动作由简到繁,不可操之过急,应避免突然性、竞赛性锻炼。

◎ 方法得当。中老年人应当避免快速旋转、猛地低头等可能导致跌倒的动作,还应避免屏气、突然用力等诱发中风的动作。

◎ 持之以恒。任何项目的锻炼都贵在坚持,要有恒心和毅力。锻炼不分寒暑,不能三天打鱼,两天晒网,要能持之以恒。当然,在发热或感到疲劳或生病时,可以暂时不要锻炼,下雨、刮风、下雪时也可采取在室内活动的形式。

脑血管病患者饮食调养方法及原则是什么?

◎ 限制总热量摄入,控制体重。摄入的总热能不宜过高,应随着年龄增长而减少,若以30岁的热能供给为标准,40岁应减少3%,50岁应减少6%,60岁应减少9%,70岁应减少20%。有报道认为,老年人将膳食中热能减少 1/3，适当提高营养素的质量，可使寿命延长 1/3。热能要适应活动量的需要，膳食中提供热能的主食不宜吃太多。

◎ 控制油脂摄入，少吃动物脂肪。应限制动物脂肪，如猪油、牛油、奶油等，以及胆固醇含量较高的食物，如蛋黄、鱼子、动物内脏、肥肉等，因为这些食物中所含饱和脂肪酸可使血中胆固醇浓度明显升高，促进动脉硬化；可采用植物油，如豆油、茶油、芝麻油、花生油等，因其中所含不饱和脂肪可促进胆固醇排泄及转化为胆汁酸，从而降低血中胆固醇含量，推迟和减轻动脉硬化。

◎ 多吃富含膳食纤维的食品，以利大便通畅。大便秘结，排便时过于用力可诱发出血性脑卒中、脑栓塞。为了保持大便通畅，定时排便，应适当多吃芹菜、胡萝卜等蔬菜，以及香蕉、火龙果、苹果、梨等新鲜水果。

◎ 每日蛋白质摄入总量不宜过高。每日蛋白质摄入总量应占总热量的 12% ~15%，每日每公斤体重供给 1 ~1.5 克为宜，过高会加重肾脏负担。常吃些蛋清、瘦肉、鱼类和各种豆类及豆制品，以供给身体所需要的氨基酸。一般每日饮牛奶及酸牛奶各一杯，以降低血脂及胆固醇的含量。豆类含豆固醇，有促进胆固醇排出的作用，可适当多吃。

◎ 应适当补充维生素及无机盐。要注意保证各类维生素（如维生素 C、维生素 A、胡萝卜素、B 族维生素和维生素 E）、钾、镁、钙、铁和微量元素的摄入量。

◎ 多吃含碘丰富的食物。例如海带、紫菜、虾米等。碘可减少胆固醇在动脉壁沉积，防止动脉硬化的发生。

◎ 盐摄入量每日控制在 4 克左右。食盐中含有大量钠离子，人体摄入钠离子过多，可增加血容量和心脏负担，并能增加血液黏稠度，从而使血压升高，对中风病人不利。

◎ 饮食宜清淡。忌用兴奋神经系统的食物，如酒、浓茶、咖啡及刺激性强的调味品。

● 定时定量，少食多餐。三餐的热量分配最好为早餐 25% ~30%、午餐 35% ~40%、晚餐 25% ~30%，两餐之间可以加餐。每餐不要吃得过饱，以 7 ~8 成饱为好。注意五谷杂粮的摄入，少吃多餐，不暴饮暴食，细嚼慢咽。食物要易于消化，避免吃生冷食物。尽量选择蒸、炖、焗、白灼、少油快炒的烹饪方法。

知识链接

软化血管、对脑血管病患者有益的食物

黑木耳：黑木耳加冰糖，能降血压和防止血管硬化。经常将黑木耳和蒜、葱一起食用，可缓解冠状动脉粥样硬化。本品性寒，不宜大量长期服用，有脑出血倾向患者要慎用。

香菇：含有一种核酸类物质，可抑制胆固醇的产生，并可防止动脉硬化和血管变脆。

蜂蜜：含有丰富的维生素 C、K、B_2、B_6 和胡萝卜素，能改善冠状血管的血液循环，防止血管硬化。胃酸较多的胃病患者和糖尿病患者不可用。

枣：含有相当丰富的维生素 C 和维生素 P。维生素 P 能防治出血性疾病。胃胀者不宜大量食用。

核桃：含丰富的磷，可营养脑神经；还含有大量亚油酸，可防治动脉硬化。大便溏薄者慎用。

茄子：含有维生素 P，其中以紫茄子含量最高。维生素 P 能增强毛细血管的弹性。因此，适当多吃茄子对防治高血压、动脉粥样硬化及脑卒中有较好作用。

番茄：含有维生素 P，可保护血管，能防治高血压。

白薯：属于多糖与蛋白质的混合物，多吃可减少血浆血脂的含量，对

防治血管硬化很有利。

玉米：含有大量亚油酸、维生素E等，能防止血管硬化。

中医对脑血管病患者的饮食有哪些宜忌？

中医将脑血管病的证型大致分为体质素虚、饮食失节、脾失健运、湿聚生痰、起居失宜、七情郁结、肝热化风等。通过调整体内寒热、阴阳平衡可以达到治疗和恢复健康的目的。同时，中医认为食物也有寒、热、温、凉四气和辛、甘、酸、苦、咸五味的不同，正确运用可以调养治病，反之可以致病或加重病情。

故从膳食方面来说，饮食宜清淡，多吃些新鲜蔬菜、水果，如萝卜、藕、芹菜、大白菜、香蕉、梨等，以凉血清热，消食开胃，宽胸理气。

对于属于阳虚或寒证的患者，应禁用生冷寒凉性质食物；属于阴虚或热证的患者，禁用辛辣温热性质的食物。

患者忌暴饮暴食，不可偏嗜五味以及过于肥腻、油滑、腥臊、煎炸的食物；禁食膏脂、厚味、肥甘、生痰动火的食物，如鸡肉、猪油、辣椒等。亦不可吸烟或酗酒等。因为这些不良嗜好可以导致脾胃受损、内生痰热，既是中风的病理诱因，也可进一步加重病情。

发热患者忌辛辣、油腻食物，如姜、椒、葱、蒜、驴肉、马肉、猪肉、酒类等。热病初愈后，亦忌油腻、肉类、辛辣类食品。

伴有胃病的患者忌食不宜消化的肥肉类、鱼类、蔬菜及刺激性食物等。胃病吐酸者，忌食醋、酸菜等酸味食品。

知识链接

中医认为食物有四气（寒、热、温、凉）和五味（酸、苦、甘、辛、咸）。人的体质亦有四气(寒、热、温、凉)。一般情况下体热应用寒凉食物,体寒应用温热食物。寒凉性食物有:绿豆、荞麦、小米、豆腐、豆浆、油菜、竹笋、茄子、黄瓜、甘蔗、百合、螃蟹等。温热性食物有:蚕豆、生姜、葱、蒜、胡萝卜、荔枝、葡萄、蜂蜜、羊肉、牛肉、海虾等。

如何用药膳来调治脑血管病?

中医认为,中风病因、病机非常复杂,属"本虚标实"。急性期由于发热、抽搐或卧床,胃肠道蠕动减慢,消化吸收功能减低,出现便秘、胃口不好、舌苔厚腻、脉弦等症状,多表现为"标实"。此期的病人饮食宜清淡,应给予营养丰富但易消化的食物,如豆浆、米粥、软面条、鸡蛋、鱼类、瘦肉,新鲜的蔬菜、水果等,平时喜欢喝汤的病人,家属可将鱼肉或瘦肉掺在蔬菜中一起剁碎滚汤饮用。适当多饮水,以防止便秘和泌尿系统感染。不宜饮用一些过于滋补的汤类,以免"留邪",影响病人的康复。

恢复期和后遗症期的病人,主要表现是"本虚",兼有"标实"。饮食则要注意扶正气,以达到"祛邪"的目的。常可选用黄芪、党参、当归、田七、丹参、鸡肉、瘦肉(猪、牛)、蛇类、龟类等,但"补"的法则要根据病人证候特点制定。值得提醒的是,不论身体处于康复的哪一阶段,病人都应忌浓茶、酒,以及煎炸、肥腻的食物。

现介绍几款食疗方:

黄芪五物补气汤。黄芪50克,草土母鸡肉200克,当归9克,红枣6枚,另加生姜3片过油,把全部用料一齐放入瓦锅内,加清水适量,文火煮两小时,调味即可,随饭饮用。适用于中风后遗症之半身不遂,患肢肿胀、麻木,语言不利,头晕,心悸,口淡,排便难,舌淡红、有瘀斑,脉细弦者。

田参健步汤。田七10克,红参10克,黄芪30克。田七打碎,加土黄牛肉200克，另加生姜3片过油，把全部用料一齐放入瓦锅内，加清水适量，文火煮两小时，调味即可，随饭饮用。适用于中风后遗症之半身不遂，患肢肿胀、疼痛，语言不利，记忆力减退，头晕，心悸，舌淡暗或有瘀斑，脉细弦者。

◎地黄甲鱼汤。甲鱼1只(约300克)，干地黄30克，枸杞子20克，西红花1克，五加皮12克。将甲鱼斩块，把全部用料一齐放入瓦锅内，加清水适量，文火煮两小时，调味即可，随饭饮用。适用于中风后遗症之半身不遂，患肢挛缩、僵硬，头晕，面红，口干，腰酸，舌红少苔，脉细者。

知识链接

中风及其后遗症的中医药膳小吃方

◎大枣粥方。大枣7枚去核，青果5枚，粳米适量。大枣、青果煮水取汁，投粳米煮粥食之。治中风，惊恐虑悸，如人将捕之，四肢沉重。

◎葛粉粥。葛根粉200克，粳米250克，将粳米煮至半生熟，去浆水，入葛粉拌匀，后用急火煮熟，入五味、葱白食之。治中风，狂邪惊走，心神恍惚，言语失志。

◎草决明海带汤。草决明10克，海带20克，煎水饮服。作为中风辅助治疗。

◎双耳汤。白木耳、黑木耳各10克，温水泡发，洗净，加水置冰糖适量，放入锅中蒸炖1小时，服用。可作为动脉硬化及中风的辅助治疗。

◎雪羹汤。荸荠、海蜇皮(去盐分)各30~50克，煮汤，每日服用3次。本方具有清热除痰、降血压作用，可用于高血压及中风的辅助治疗。

脑血管病患者怎样对待饮酒?

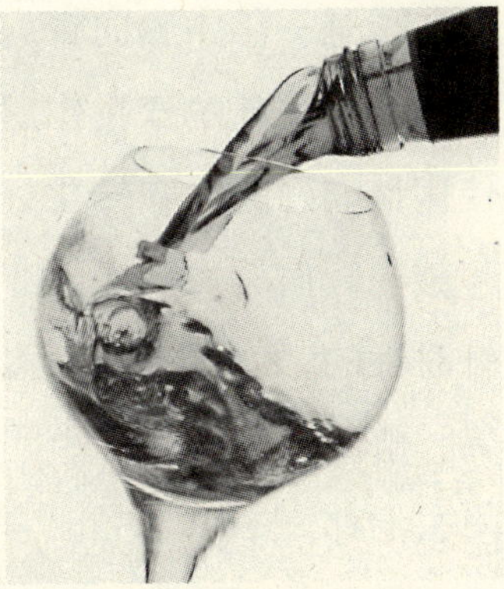
防脑血管病忌饮酒

酒的主要成分是酒精,即乙醇,是一种对人体各种组织细胞都有损害的有毒物质,能损害大脑细胞、麻醉大脑皮质,使人智力减退、胆固醇增加,促进动脉硬化。慢性酒精中毒的病人,由于动脉硬化、脑细胞损害,常过早地发生智力衰退,严重者可成为痴呆。在中风病人中,长期饮酒发病者是一般人的2~3倍。

饮酒可引起交感神经兴奋、心律失常、心率加快、心房纤颤等,并促发脑栓塞;再者,过量饮酒会导致血压突然上升,血管破裂则发生脑出血。

饮酒还能使血浆皮质醇、肾素、醛固酮及加压素含量升高,血压增高,并能增加血小板聚集性,激活凝血过程,刺激脑血管平滑肌而使血管痉挛,从而促使脑血栓形成。

至于饮酒对脑血栓发病的影响,目前意见尚不一致。有学者认为:少量饮酒可使全身血管阻力降低,皮肤血管扩张,导致平均收缩压和舒张压都降低;少量饮酒增加冠状动脉血流量,改善脑循环;饮酒能提高高密度脂蛋白含量,有助于抗动脉硬化和预防脑血管病的发生。

总之,饮酒是把双刃剑,有利有弊,没有饮酒习惯的不需要去喝,平素嗜酒者也必须少喝或戒酒为好。

脑血管病患者冬季能服用膏方吗?

冬季是一年中脑血管病患者最危险的时候,传统中医膏方具有辨证施治和滋补强壮的双重作用,不但能预防脑血管病,同时对已发病者也能促使病情向好的方向转化。

脑血管病的发病原因非常复杂,临床复发率高。目前西医治疗主要是针对性的,如扩张血管、溶解血栓等,虽能在一定程度上缓解病情,但只是临时解决了其中的一个问题;而中医强调治病必求于本,十分注重从根本上去治疗。

中医认为"脑为髓海,为元神之腑",中风病之所以青睐老年人,主要是因为老年人"五脏亏虚,髓海不足",或因年老"机器"日久内有"积垢",故中风病其常见的病机是"虚实兼杂","虚"多为心、肝、肾亏虚,血亏气弱,血滞不行,"实"多为痰、瘀、热内结,以致邪阻脉道和蕴积生热化风,血气随风上逆而发病。

由于脑血管病是正虚病邪蕴积日久而成,故病盘根错杂,难以速去。治疗往往要假以时日,非一方一剂所能奏效。而膏方多根据体质和病情辨证而制,在治疗上抓住不同病理机制,采取补益肝肾、益气活血、化痰通络等多种治法。由于服用方便,具有长效、安全、适口和副作用小等优点,所以深受患者的欢迎。

中医膏方用于脑血管疾病防治具有悠久的历史,效果较佳,但千万不要误认为膏方就是单纯的补药,而要求医生乱用人参、鹿茸、虫草等高级补品。因为补药是因虚而设,不是人人都能用补,补之不当,反能致祸。即使能补,补药也有偏热、偏寒之性,不同的体质当用不同的补药才对。在配制膏方时必须注意的是心脑血管病患者大多血脂、血糖、血压偏高。

对于血脂高者使用补法往往不适宜，所以配方时常以泻药为主；过去配膏方为了收膏往往要加入大量的糖类，而目前心脑血管病患者大多血糖偏高，就不能使用糖类，而应该用木糖醇等去矫味；对于血压偏高者，温阳药、补气药往往不适宜，所以不能乱用人参、鹿茸、肉桂等温补药，否则会出祸乱。对于口味不佳者膏方中的胶类不宜使用太多，即使用了还应加苦味或芳香类开胃药。

在服用宜忌方面，当遇到感冒、发热、腹泻、食欲差、舌苔厚腻之时，应当暂停服用膏方。